齐鲁针灸医籍集成·现代 X

张永臣　贾红玲　张　勇　校注

U0343274

科 学 出 版 社

北　京

内 容 简 介

　　"齐鲁针灸医籍集成(校注版)"是在全面系统地收集、整理山东省古今医籍的基础上,加以分析、总结、提炼,从针灸理论、临床实践的角度,对针灸医籍进行简要点评。本书选取现代医家张子菡等所著的《常见急症针灸处方手册》进行点校,并对较难理解的文字加以注释。

　　本书可供中医院校师生、科研人员、临床医生和中医爱好者阅读参考。

图书在版编目(CIP)数据

　　齐鲁针灸医籍集成. 现代. X / 张永臣, 贾红玲, 张勇校注. —北京:科学出版社, 2019.3
　　ISBN 978-7-03-060678-5

　　Ⅰ. ①齐⋯　Ⅱ. ①张⋯ ②贾⋯ ③张⋯　Ⅲ. ①针灸学—中医典籍—汇编—中国—现代　Ⅳ. ①R245

　　中国版本图书馆 CIP 数据核字(2019)第 038192 号

责任编辑:朱　灵／责任校对:谭宏宇
责任印制:黄晓鸣／封面设计:殷　靓

科 学 出 版 社 出版
北京东黄城根北街 16 号
邮政编码:100717
http://www.sciencep.com

南京展望文化发展有限公司排版

江苏省句容市排印厂印刷
科学出版社发行　各地新华书店经销

*

2019 年 3 月第　一　版　　开本:B5(720×1000)
2019 年 3 月第一次印刷　　印张:9
字数:138 000

定价:55.00 元
(如有印装质量问题,我社负责调换)

丛书 ● 序

　　中医学是中华文化的一部分,而针灸学又是中医学中的一块瑰宝。中医之术莫古于针灸,即起源较早;莫效于针灸,即有简便验廉之特点;莫难于针灸,即易学而难入、难精。现存较早的医籍《素问·异法方宜论》云:"故东方之域,天地之所始生也。鱼盐之地,海滨傍水,其民食鱼而嗜咸,皆安其处,美其食。鱼者使人热中,盐者胜血,故其民皆黑色疏理。其病皆为痈疡,其治宜砭石。故砭石者,亦从东方来。"即针刺起源于我国东部地区,即山东一带。《孟子·离娄篇》云:"犹七年之病,求三年之艾。"济宁市微山县、曲阜市出土的汉画像石上的针灸图定名为《扁鹊针灸行医图》,可以作为针刺起源和发展的佐证之一。

　　齐鲁针灸在我国针灸学发展史上具有重要的地位和作用,古代医家擅长针灸者如战国时期的扁鹊、西汉时期的淳于意、晋之王叔和、南宋之徐氏家族、金元之马丹阳、明之翟良、清之岳含珍与黄元御等,仁济齐鲁及周边地区。而汉代安徽的华佗游历山东、施医送药,金元时期河北的窦汉卿从师于滕县名医李浩,元代浙江名医滑伯仁从师于东平高洞阳,明代浙江针灸大家杨继洲也曾行医山东,湖北医家李时珍来山东考察药物兼以行医。近代民国名医黄石屏学医于山东,后闻名于海上。现代医家钟岳琦学于江南名家承淡安,张善忱为针灸事业殚精竭虑。而焦勉斋、郑毓桂、杜德五、李少川、臧郁文、马同如等医家,或为全国名医,或为地方名医,仁术惠民,教书育人,在齐鲁针灸史上增加了浓墨重彩的一笔。

　　中医之传承,借以书籍为先;古今之医籍,浩瀚博大纷杂。针灸之医籍,也是如此。特别是古代医籍,几经传抄,版本不一,刻印质量高低不等。今我校张永臣、宋咏梅、贾红玲等,对齐鲁针灸的历史进行了系统性研究,遴选出一些与针灸相关的医籍加以校注、出版,名之曰"齐鲁针灸医籍集成(校注版)"。本丛书从一个侧面整理、保存、传承了中医针灸文献,也从另一个侧面呈现了齐鲁针灸数千年的发展历程和各历史阶段所取得的成就,展示了齐鲁针灸的历史积淀,为我省乃至全国针灸事业的传承、发展和创新起到较好的作用。

然学海无涯,宜勤求古训而博采众方,精勤不倦方能博极医源。在丛书付梓之际,略述数语以嘉勉之!

中国针灸学会副会长

山东针灸学会原会长 **吴富东**

山东中医药大学原副校长、教授、博士研究生导师

2016 年 9 月 10 日

前
言

　　"山东"和"齐鲁"是历史上形成的地理名词,今日看来,二者所指地理范围大体相当,"齐鲁"是"山东"的代称。"山东"之名,古已有之,但地域范围不一。《战国策·秦策》有"当秦之隆……山东之国,从风而服",山东指崤山、华山以东的地区。汉代将太行山以东的地区统称为"山东",《山东通史》记载:西周、春秋时,山东属齐、鲁、曹、滕、薛、郯、莒及宋、卫国的一部分,战国后期属齐,其南北各一部分属楚、赵。秦统一全国后,在山东置齐郡、琅琊、胶东、济北、东海、薛郡、东郡等郡。西汉初,山东多为刘邦之子"齐王"刘肥的封地。汉武帝元封五年(公元前106年),山东分属青、兖、徐三州。东汉时,山东属青、徐、兖、豫四州。西晋时,山东属青、徐、兖、豫、冀五州。隋朝时,山东又归属青、徐、兖、豫四州。唐贞观初,全国为十道,河、济以南属河南道,以北属河北道。北宋分为二十四路,山东分属京东东路、京东西路。金大定八年(1168年),置山东东西路统军司,山东正式成为地方行政区划。元朝时,分置山东东西道肃政廉访司及山东东西道宣慰司。明洪武元年(1368年),置山东行中书省,治青州,后改置山东承宣布政使司。清代,将山东政区正式定为山东省。1949年,徐州市直属山东省管辖,新海连(连云港)市属山东鲁中南行署管辖,1953年1月,徐州市划归江苏省管辖。之后,山东地界未再发生大的变化。

　　而"齐鲁"之称,典籍历见,如《北史·儒林列传》云:伏生"教于齐鲁之间,学者由是颇能言《尚书》,诸山东大师,无不涉《尚书》以教矣。""齐鲁赵魏,学者尤多;负笈追师,不远千里;讲诵之声,道路不绝。"齐鲁之号"山东",殆自此始。《史记·三王世家》中汉武帝有"生子当置之齐鲁礼义之乡"的文化向往,

《隋书·文学列传》有"齐鲁富经学"之言,宋代文学家苏辙言"吾本生西南,为学慕齐鲁"。这些反映出在复杂多变的历史长河中,齐鲁文化传承不息的生命力和对人们根深蒂固的文化影响,而齐鲁文化也影响着中医针灸的发展,互相交融和促进。

针灸学是中华民族智慧的结晶,它是我国传统文化的一部分,现正逐渐为世界人民所接受,并为人民的健康发挥着重要的作用。针灸医籍对针灸的传承和发展有着非凡的作用,它是针灸学发源、发展的历史见证,是针灸学理论的重要载体,是发展、创新的基础,因此整理、保护针灸医籍具有深远的意义。作为针灸发源地的针灸工作者,有责任、有使命将现存针灸医籍发掘、收集、整理、出版、保护和利用,不仅能为国内外学者的针灸研究提供便利,也可为我国针灸文献研究总体水平的提高作出应有的成绩。此外,目前我国的针灸古籍存在分布分散的缺点,而有的针灸医家的手稿或者油印稿随着时间的流逝,有损毁、丢失的可能,如不及时系统整理和保护,诸多针灸文献将面临佚失的危险。齐鲁医家的针灸学术特点和成就在我国针灸学中占有重要的一席之地,各医家在理论上潜心研究,发皇古义,推陈出新;在学术上兼容并蓄,各抒己见,各有所长。而在学术著作方面,或重理论探讨,或重临床实践,或重专业知识传播,或重科普知识推广。作为中医学的一个缩影,齐鲁针灸具有明显的地域特色,它的内涵值得我们继续努力挖掘、开发、传承、利用和创新。

有感于此,我和我校中医医史文献学、针灸推拿学的宋咏梅、贾红玲等同道,在系统收集、整理与山东相关的古今医籍的基础上,选取价值较高的、与针灸相关的医籍或针灸专著加以校勘,并从理论、临床的角度加以简要注释,以丛书的形式出版,名之曰"齐鲁针灸医籍集成(校注版)"。以期本套丛书能比较完整和清晰地展现古今齐鲁针灸的成就和概貌,更好地整理、保存针灸文献,也为针灸临床、教学、科研提供一套比较完整的、与齐鲁针灸相关的参考书,同时对保存祖国针灸文化起到了积极的促进作用。虽曰集成,实不能全部包括进去,由于我们学术水平及其他客观条件所限,所收书籍数目也很有限。

为收集到较好、最有代表性的书籍,校注人员奔走于济南及其他城市的各图书馆、藏书楼,拜访民间藏书家,走访书籍原作者或其后人。为保证校注质量,校注人员不计报酬,不畏寒暑,抓紧点滴时间,认真点校,仔细注释,经过大量艰辛的劳动,基本成稿,我对编委会全体成员表示由衷的感谢;而对书籍原作者或其后人表示无尽的歉意,因为资金所限,未能支付稿酬,为了齐鲁针灸的今天和明天,他们的深明大义之举时刻撞击着我们的心灵,激励我们要做好本套丛书,出精品之作,永传齐鲁针灸文化。

本套丛书的出版,得到了山东省"十二五"特色重点学科针灸推拿学、山东省人文社会科学课题和山东省中医药科技发展规划项目的资助,学校领导和科研处、文献研究所、针灸推拿学院、宣传部图书馆领导给予了大力支持,听取了刘玉檀、国培、张登部、吴富东、单秋华、刘光亭、孙学全、杨传义、张方玉等老师的宝贵建议,我校王振国、田思胜、韩涛、刘更生、汤继芹、刘江亭等老师,中国中医科学院针灸研究所的赵京生老师和南京中医药大学的张树剑老师均给予了热情鼓励、指导和帮助,相关工作人员为本套丛书付出了大量的辛勤汗水,在此谨表示我们诚挚的感谢!

同时,也将本套丛书作为献给山东中医药大学建校六十周年和针灸推拿学院建院三十周年的礼物,深深感谢母校的教育和培养,也祝愿母校培养出更多的优秀人才,创造出新的辉煌!

点校此类图书,我们经验不足,加之学术水平有限,虽几经努力,但书中定会存在这样、那样的不足、缺点和错误,恳请读者不吝赐教,批评指正。

张永臣

2016 年 10 月 29 日于山东中医药大学

目
录

丛书序

前言

《常见急症针灸处方手册》

《常见急症针灸处方手册》

原著 张子菡 陈永康 宋业宏

校注说明

张子菡(1926.4.21~2003.7.2),汉族,主任医师,山东省济南人,曾任济南历下区医院针灸科主任和济南市中医医院针灸科主任,还曾任济南市中医学会副理事长兼针灸专业委员会主任委员,济南市科学技术协会第二届委员会委员,山东针灸学会常务理事,山东省卫生厅医学科学委员会委员,华东地区针灸联合会委员,以及《济南医药》《中国针灸》杂志编委。张子菡出生于中医世家,12岁随父张书斋先生学医,主修内科与妇科;15岁专修针灸,深得罗哲初弟子王孟琪先生的真传;拜刘子瞻先生为师学《伤寒论》,从吴少怀先生处系统学习了《潜斋医学丛书》和《沈氏尊生书》。1944年,张子菡领取开业执照,在济南颐寿堂行医;1951年,到济南医务进修学校学习,同年参加联合医院工作;1960年,在山东中医学院师资培训班学习,1979年调济南市中医医院针灸科工作;1988年被济南市人民政府授予"名老中医"称号,1991年被卫生部批准为全国中医药专家学术继承带教导师,1992年享受国务院政府津贴。

张子菡的针刺手法特点为"推之徐和、有力、舒适,针感扩散如行云流水",治疗面瘫、痹证效果显著,被誉为"补泻疏真气、泉城一神针",1986年由济南市科学技术协会、济南市中医学会联合录制在《泉城针刺手法荟萃》中。1950年,他倡导培养针灸事业接班人,1957年在联合医院针灸门诊部工作期间率先创办了针灸专业学习班,与张善忱合编了《针灸学讲义》;1961年,又成立了针灸徒弟班,培养了一大批针灸专业人才。其弟子有陈永康、丁文萱、宋业宏、于振力、杨献春、姜振清、张勇等。

张子菡先后在专业期刊和学术会议上发表、交流论文20余篇,编著《针灸简易疗法手册》、《中医学教材》(针灸部分)和《常见急症针灸处方手册》,任盛元主编了《泉城名老中医张子菡医论选粹与临床研究》(油印本)。今选择《常见急症针灸处方手册》加以校注,本书于1988年8月由山东科学技术出版社出版发行。

本次校注的具体原则：

1. 全书采用简体横排，加以现代标点符号。

2. 凡本书中异体字、俗写字、古字和一些名词和术语，如"腧穴""输穴""俞穴"以符合现代应用规范为准，均径改不出校。

3. 若显系底本有误、脱、衍、倒者，则据他书或本书前后文例、文义改之、补之、删之，并出校注明。若怀疑底本有误、脱、衍、倒者，则不改动原文，只出校，注明疑误理由。若底本因纸残致脱文字者，凡能据字形轮廓或医理可以大体判定出某字者，则补其字，或在注文中注明应补某字。

4. 本书中引录他书文献，虽有删节或缩写，但不失原意，不改。

5. 对难字、僻字、异读字，采用汉语拼音加直音的方法加以注音，并释字义；对费解的专用名词或术语加以注释；对通假字予以指明，并解释其假借义。

6. 从临床角度对书中有关内容加以注解，附以己见，供读者参考。

阐经发秘撷华
撷英病症一旦
济急扶倾

为《常见急症针灸处方手册》
丁卯年于蓉城城都文

序

　　针灸一科,系祖国医学宝库之重要组成部分,理法并具,源远流长。就我国现存最早医学经典著作《黄帝内经》有关针灸方面的内容来看,其理法治术,已达到了相当高的水平,并形成了较为完整的理论体系。说明早在数千年前,我们的祖先,已在充分运用针灸治病,并不断在理论上加以充实和完善。正由于此,它不仅对我国人民防治疾病有着重要意义,而且早已蜚声海外,为世界人民的保健事业做出了贡献。

　　子菡同志潜心于此,已有四十余年,在中医理论的指导下,认真总结针灸学术经验,搜求古今有关资料,探索针灸治病规律,匠心所在,颇堪称道。今将其历年所得常见急症针灸疗法,汇集成册,交流于同道,诚为美事。书中所论,既能继承前贤,又能取法近人;既有常规法度,又有个人经验。方义所论,亦属公允,后附穴位,检索方便,并能充分体现辨证施治、灵活加减、因人制宜的原则。施用于临床急症,自当与方药并行。稿成之后,幸得先睹为快。吾虽不善此术,读后亦颇有所获。今不揣谫陋,愿聊缀数语。言有不当,尚祈见谅。谨为序。

张灿玾

1987 年季春于历下山东中医学院

上　篇

一、针灸组方原则

组成针灸处方,是以阴阳、脏腑、经络气血等学说为理论依据,在辨证立法的基础上,选择适当的腧穴加以配伍,并附以针灸方法而成。所以针灸处方,即针灸临证治疗的实施方案,直接关系到治疗效果的好坏,故不可忽视。

(一) 刺灸

刺灸,即刺法、灸法的合称,但在具体运用上有所不同。

1. **针刺的准则**　"盛则泻之,虚则补之,热则疾之,寒则留之①,菀陈则除之②。"所谓盛则泻之,就是指邪气盛的时候,如痰火内闭昏迷,壮热得汗不解,或病邪侵犯脏腑经络发生剧痛等症,宜用泻法。虚则补之,是指体质素弱或久病不愈的证候,如久泄、久痢、瘫痪、痿废等,应施补法。热则疾之,是指邪热在表的疾患,如外感风热,腠理闭塞,卫气不得宣行,以致发热不解,宜用浅刺疾出的方法,来疏解热邪。寒则留之,乃阳虚阴盛或风寒袭于经络等疾患,如胃肠虚寒,消化不良或风寒湿痹等,必须留针以激发经气。菀陈则除之,是指脉络瘀阻或邪入血分的一些疾病,如外伤腰痛,丹毒,以及感受秽浊和邪入营分的闭厥等,宜于患部的脉络及十二井等处针刺出血,有散瘀、定痛、解毒、泄热的功效。

2. **艾灸的准则**　"寒则温之,虚则补之,陷下则灸之③。"所谓寒则温之,是指形寒肢冷、腰痛便溏、寒湿诸痹等偏于寒盛之症。使用灸法,能温通经络、激发阳气,驱散寒邪。虚则补之,为少气懒言,神疲肢倦,唇爪无华等血气虚弱之症,运用灸法,能调和营卫,振奋脏腑的气化功能,以起扶正补虚的作用。陷

---

① 盛则泻之,虚则补之,热则疾之,寒则留之:见于《灵枢·经脉》。
② 菀陈则除之:见于《灵枢·九针十二原》和《灵枢·小针解》,刺血以祛除瘀血。
③ 虚则补之,陷下则灸之:见于《灵枢·经脉》。

下则灸之,是指脏腑之气虚弱不能固摄而引起的脱肛、阴挺,或其他脏器下垂的证候,使用灸法,可以升举下陷之气,特别对阳气暴脱的情况,如汗出不止、肢冷脉微,必须大艾重灸来扶阳固脱。但阴虚阳旺的患者,不宜用灸,恐助阳伤阴,不能一概认为凡虚必灸。

(二)选穴

我们了解到,针灸治疗疾病,是通过针刺和艾灸某些腧穴来完成的,所以在临床上,腧穴的选用和处方的组成,与疾病的医疗效果有密切关系。处方除了依据辨证及标本缓急之外,还必须结合腧穴的功能而进行配穴处方。临证时,要从临床需要出发,可选用一种或两种选穴方法,组成处方,也可以多种方法结合起来使用,但必须以脏腑经络学说为依据。对腧穴的选取,可分近取、远取和对症取穴三种。

1. 邻近取穴　　在病痛的局部或邻近部位取穴,即为局部取穴。适用于局限的症状比较显著的部位,如红肿、疼痛、麻木等,对急慢性病证都适用。临床上邻近取穴,多用于器官,经脉、经筋、四肢关节等部位,如头部取太阳、百会。面瘫取颧髎、迎香、下关。膝肿取犊鼻、阳陵泉。腹痛取天枢,气海等。

2. 远道取穴　　主要是在离病痛较远的部位,根据经络学说取穴,所以也叫循经取穴。如胃脘痛取内关、足三里,腰背痛取委中、昆仑。头面疾患取合谷等。此外,有人在循经选穴的基础上,还发展为“下病上取,上病下取”“左病治右,右病治左”等方法,丰富了远取的内容。

3. 对症取穴　　这是针对全身性的某些疾病,结合腧穴的特殊作用进行取穴的一种方法。如外感发热身痛可取大椎、合谷、复溜;身体虚损可取关元、气海、足三里;百会治脱肛、阴挺;刺人中可抢救昏迷等。屡试屡验,所以也叫经验取穴。

(三)配穴

在选穴原则的基础上,根据不同病证的治疗需要,选择两个以上具有协调作用的穴位加以配伍应用,此为配穴。配穴恰当与否,直接关系着治疗效果,因此,临床配穴一定要从整体出发,根据患者的具体情况,全面考虑,以法统方,处方严谨,主次分明。决不可头痛治头,脚痛医脚,没有主次,不讲整体。

临床上常用的配穴法有远近配穴、原络配穴、俞募配穴、同名经配穴、子母配穴、上下配穴和左右配穴等各种方法。在急症治疗中更值得注意的是关于郄穴的应用。"郄"是间隙之意,是经脉之气深聚的部位。这些穴位在临床上用于急性疾病,全身共有 16 个郄穴,即手太阴肺经——孔最,手阳明大肠经——温溜,足阳明胃经——梁丘,足太阴脾经——地机,手少阴心经——阴郄,手太阳小肠经——养老,足太阳膀胱经——金门,足少阴肾经——水泉,阴手厥阴心包络经——郄门,手少阳三焦经——会宗,足少阳胆经——外丘,足厥阴肝经——中都,阴跷脉——交信,阳跷脉——跗阳,阴维脉——筑宾,阳维脉——阳交。

如吐血可配取孔最穴;心胸痛闷可选配郄门穴;急性胃肠炎、胃脘痛,可配取梁丘穴或温溜穴等,临证时可按经选用。

(四)时间

治疗时间,也是针灸处方的重要因素,掌握适当的治疗时间与治疗效果有密切关系。治疗时间除了按时取穴外,还要掌握总的治疗时间,每个疗程时间与间隔时间,选择施术时间,每次治疗时间与间隔时间,留针时间,巩固疗效的治疗时间。这里重点讲一下急症的有关时间因素。

1. 总的治疗时间　　急性病治疗时间较短,只需要 1~3 天或 5~7 天,有的疾病急性期过后,可针对病因继续治疗月余。

2. 疗程时间与间隔时间　　一般疾病每个疗程以 7~10 次较为适宜,间隔时间 3~5 天,再进行下一疗程治疗。

3. 选择施术时间　　根据病情不同,选择施术时间也不一样。如痛经一病,以经前 3~5 天开始治疗,连续治疗 7~10 次,待下一个月经周期同样时间再治疗 7~10 次为好。再如疟疾病一定要在发作前 2 小时施术,对控制症状效果显著。

4. 每次治疗的间隔时间　　一般疾病多在 1~2 天治疗一次。但对急性传染病、急性疼痛症,则需要每隔 5~6 小时针灸 1 次,不可间隔太长,否则不能保证疗效。

5. 留针时间　　对于肌肉痉挛性疼痛,可以不留针或短时间留针,对于一些急性炎症性痛证、危重病症,则需要久留针,特别是对中毒性休克患者,一般针后半小时血压才开始回升,约 10 小时左右血压方可恢复正常。

6. 巩固疗效的治疗时间　　为了巩固治疗效果,防止复发,急性炎症在症状消除后,还需要继续治疗 3~5 次,即使一些慢性疾病,也要在症状消失后,再适当地治疗数次以巩固疗效。

二、常用补泻手法

进针后,为了使患者产生针感,可用手指自下而上刮动针柄;或用手指轻弹针柄;也可以用手指捏住针柄以小幅度快频率的提插捻转,使针体震颤等方法来增强针感,叫做行气。不得气,可稍用力以加大刺激量,促使针下得气,所以也叫催气。实践证明,得气的快慢强弱,直接影响着医疗效果的好坏。如不得气,要分析经气不至的原因,是否取穴不准、角度有偏差,或未刺到应刺的深度。要调整部位、角度和深度,再针刺时或可得气。但久病体虚或局部感觉迟钝者,可采取上述办法促使针下得气。或用手在针刺部位上下,以指循经轻叩,或加艾灸以助经气的来复。极少数患者,在采取了以上措施后,仍不得气,乃脏腑机能衰退的表现,可考虑其他治疗方法。

得气后,要根据补虚泻实的原则,来施行补泻手法。就是说凡能鼓舞人体正气,使低下的功能恢复旺盛的叫补法。凡能疏泄病邪,使亢进的机能恢复正常的叫泻法。补法和泻法,都是通过刺激腧穴,激发经气来调节脏腑功能,促进阴阳平衡,来实现补虚泻实的目的。今介绍常用的几种针刺补泻基本方法如下。

(一)疾徐补泻

进针时,缓慢刺入,略微捻转针柄,出针时将针退至皮下,稍停,较快地出针,是为补;反之,进针时迅速刺入,多加捻动,出针时,较缓慢地退出,是为泻。

(二)捻转补泻

在行针时,以捻转较重、角度较大者为泻法。反之,捻转较轻、角度较小者为补法。亦有以左转时角度较小、用力较轻的为补法,右转时角度较大、用力较重的为泻法。

(三) 提插补泻

针下得气后,将针上下提插,先浅部后深部,反复重插轻提,为补法。反之,先深部后浅部,反复重提轻插为泻法。

(四) 开阖补泻

出针后,于穴位上速加揉按,促使针孔闭合,不令经气外泄,为补法。反之,出针时摇大针孔,不加揉按,而令邪气外泄,为泻法。

(五) 迎随补泻

进针时,将针尖迎着经脉来的方向斜刺为泻法。将针尖沿着经脉去的方向斜刺为补法。顺着经脉的循行取穴,依次而针的为补法。逆着经脉循行方向取穴,依次而针的为泻法。

(六) 呼吸补泻

呼气时进针,吸气时出针,为补法。反之,吸气时进针,呼气时出针,为泻法。

(七) 平补平泻[①]

将针刺入人体后,再作均匀地提插捻转,使针下得气,然后根据情况,将针退出人体外。这种方法,主要用于虚实不太明显或虚实兼有的病症。

上述各法,在运用时,可单独使用,也可以结合使用。其他一些复杂的补泻手法,均不能离开这几种基本操作,应根据具体情况灵活掌握,才能达到补虚泻实的目的。还必须认识到:针刺手法,机体状况和腧穴功能,这三方面结

---

① 平补平泻:张子菡等的平补平泻用于虚实不明显或虚实兼有的病证。《灵枢·五乱》中载"徐入徐出,谓之导气,补泻无形,谓之同精,是非有余不足也,乱气之相逆也","导气法"用于气机逆乱证。两者操作相似。

合起来,才能起到调节作用,而实现补虚泻实。

一般来说,用较弱的刺激,轻微捻转,指力向下推按,得气后,快出针,揉按针孔,为补法。反之,用较强的刺激,加大捻转,使针感扩散,出针时摇动针孔,不加揉按,或点刺出血,即为泻法。

同时,针刺不能离开腧穴的功能,而孤立地讲补泻。因为腧穴本身就有泻有补。如关元穴、命门穴和足三里穴,本身就有强壮健身的作用。而十二井、曲泽、委中等穴,针刺出血,就起祛邪泄热的作用。但腧穴有它的"特异性",也有它的"双向性"。有的穴位本身可用于补,在需要时,又可用于泻。如合谷穴,既能发汗,又能止汗;内关穴能止吐,又能催吐;足三里穴可用于升压,又可用于降压,能通大便,又能止泻等。

三、异常情况和处理方法

在针灸施术前,针具要认真挑选,严格消毒,尤其对耳针穴位,更须注意。要先用2%碘酊消毒,再用75%酒精脱碘后,方可进针,以防局部感染引起软骨发炎。医者要态度和蔼,精力集中,认真观察病人表情,随时防止在针刺过程中可能发生的异常情况,并及时予以处理。

（一）晕针

晕针大都由于患者体质较弱,或饥饿疲劳,或初次接受针刺而精神紧张,或针刺手法太重等原因造成。晕针的症状,多出现面色苍白、头晕目眩、心慌欲呕;严重的还可能有昏厥、肢冷,汗出和脉伏等虚脱症状。医生发现患者有晕针现象时,应立即停针,安慰病人嘱其躺卧。轻者,给以热水饮之,片刻即可恢复;重者,用指掐或针刺人中、中冲等穴,或灸百会、足三里,即能促使其苏醒。

（二）滞针

针刺入人体后,针下异常紧涩,不能作捻转提插动作,叫滞针。遇有这种情况,应根据不同原因进行处理。如因肌肉一时紧张,应留针一段时间,然后,再捻转出针。或在行刺的穴位上下重掐或刺一针,以缓解居部紧张状态,亦可顺利出针。如因针身有细微的剥蚀瘢痕,受肌纤维缠绕而不能退出时,应或左或右地轻轻捻动,将缠绕的纤维回释,再行轻度提插,等待松弛后,针身即可退出。

(三) 弯针

进针时,指力不均,用力过猛,或针下碰到坚硬的组织,以及患者在刺针时移动体位,或针柄受到外物碰撞时,均可使针身弯曲。如轻度弯曲,不得再行捻转,可慢慢地将针提出。弯曲的角度大时,应顺着弯曲的方向慢慢退出。由于体位移动而造成的,应矫正体位,再行退针。

(四) 断针

多因针根剥蚀,或针身损伤所致。也有因进针后,强力捻转,筋肉挛急,以及体位移动所造成。如遇这类情况,医者要绝对镇静,叫病人保持原有体位,如针身还露在皮外的,可用镊①子取出。如针身已陷入皮内,可用拇食二指,在针孔周围挤压,使针身露出,再用镊子取出。如陷入深部,当手术取出。所以术前严格检查针具,才能防止断针的发生。

(五) 血肿

出针后,如针孔处有红色小点,皮肤呈青紫色或肿起,这是针下损坏血管所致,可在局部轻揉,即可消失。隔时不消或皮下瘀血的,可热敷片刻,随即消散。

(六) 气胸的形成和防治

凡刺锁骨上窝、胸骨切迹上缘,及胸椎1~11棘突两侧、侧胸(腋中线)第八肋间、前胸(锁骨中线)第六肋间以上的腧穴,如针刺方向、角度和深度不当,都有刺伤肺脏的可能,使空气进入胸腔,导致创伤性气胸。气胸轻者,针后当

---

① 镊:原为"摄",据文义改。

时无异常感觉,隔几小时后,出现气胸症状:胸痛、胸闷、心慌、呼吸不畅等。重者,则呼吸困难,心跳加快、紫绀、出汗和血压下降等。为了防止气胸发生,针刺以上部位的腧穴时,医者思想必须高度集中,在术前安置好病人的体位,掌握好针刺的方向、角度和深度。一旦发生气胸,轻者可对症处理,给予镇静止咳药和抗生素,以防感染。一般少量气体,休息几天,可以逐渐自行吸收。重者要及时采取抢救措施,如胸腔排气、输氧、抗休克等。如条件较差,要及时转送有条件的医院进行抢救。

(七) 防止刺伤延髓和脊髓

针刺督脉在颈、胸椎间的哑门、大椎等穴。必须正确掌握针刺方向和深度,以免发生意外。从哑门、大椎到第一腰椎以上的穴位,如果病情需要深刺时,轻轻刺一下,一般不会发生问题。如果针刺方向不对,深度失当,提插刺激过强,就会出现异常现象。如深刺哑门,损伤延髓,即可造成严重事故。如刺大椎和其他胸椎棘突间腧穴不当时,轻者发生头痛、呕吐。重者可出现暂时性瘫痪等严重症状。在处理时,轻者可给镇静药,休息2~3天,即可恢复;严重者要进行随症治疗,及时观察病情。

为了防止刺伤延髓和脊髓,在针刺哑门穴时,首先要固定病人头部(特别是不合作的病人),使头部向前倾,针对口唇方向进行,相当于耳垂水平,针尖切不可向上。如刺大椎穴和其他胸椎穴位时,针尖可稍向上斜刺,觉有针感,即可出针。切勿捻转乱捣。另外,凡针刺进一定深度后,病人仍无针感,也不要再任意将针加深,也不要留针。

(八) 针后遗感

在出针后,局部遗留疼痛不适的感觉。多系针刺手法过重所致。轻者,可在局部用手上下循按,即可消失。重者,除循按外,可在局部施灸,也可很快消除。

中 篇

一、内 科

（一）外感高热

发热是临床常见的一种症状,当体温高达39℃以上时称为高热,可以在许多疾病中出现。发热的原因可归纳为外感和内伤两个方面,而高热尤多见于前者。外感高热,主要由于感受了风寒、温热、湿热等病邪,人身正气奋起抗邪,正邪相争所致。临床表现以症见高热、恶寒、无汗者属外感风寒;症见高热、有汗、恶风者属外感风热。

现代医学中的急性传染性疾病,或急性感染性疾病和某些风湿性疾病、胶原性疾病、部分急性血液病、肿瘤等所致的高热,均可参考本篇作为急救降温之措施。

1. 外感风寒

【治则】 祛风,散寒,解表。

【组方】 风池、风门、外关、合谷、列缺。

【方义】 风池为足少阳与阳维之会,善驱头部之风邪,可通用于风寒或风热各型,阳维主在表之阳,"阳维为病苦寒热"。风寒束表,发热恶寒,刺风池能祛风散寒,解表退热。风门属足太阳经,为风邪出入之门户。太阳主表,为六经之藩篱,风寒之邪袭表,首犯太阳,故取风门与风池配合,相得益彰。外关乃八脉交会穴之一,通于阳维脉。列缺为手太阴肺经之络穴,又为四总穴之一,可宣肺止咳,主治头项强痛。合谷为手阳明大肠经之原穴,大肠经与肺经相表里,其经脉上挟鼻孔。合谷与列缺原络相配,有鼓舞肺气,通达毛窍,发汗祛邪之功。以上五穴合用,共奏解表退热之效。

【刺灸】 先刺风池,用泻法①,使针感传至目眶及颞部,对止头痛、通鼻窍

---

① 泻法:原为"泄法",本书其他部分关于针刺操作时的"泄法"均改为"泻法"。

均有显著效果。再刺风门亦用泻法,可摇大其孔。外关、列缺也施泻法,不留针。合谷用补法,留针 10~15 分钟。年老体弱者,除合谷外,其他诸穴可用平补平泻法。

【加减】 寒邪过重者,加刺肺俞,并可在风门、肺俞拔火罐。汗不出者可在印堂、太阳穴点刺出血,取"血汗同源"之义。鼻塞者可加刺迎香。体弱者可加足三里(补)。

2. 外感风热

【治则】 祛风、解表、清热。

【组方】 风池、大椎、曲池、合谷、鱼际。

【方义】 风池祛风解表。大椎是手足三阳、督脉之会,为"阳脉之海",主治伤寒热盛,有清热解表之作用,可治一切在表之热邪。曲池、合谷属手阳明经,阳明多气多血,与太阴互为表里,二穴合用有行气血、利肺气、解肌清热的作用。"温邪上受,首先犯肺",鱼际是手太阴肺经之荥穴。"荥主身热",刺之可清肺泄热,利咽止咳。以上诸穴并用,可散风清肺,解肌退热。

【刺灸】 上穴均用泻法,浅刺不留针。

【加减】 咽喉肿痛加少商(点刺出血),以清营泄热。喘咳加肺俞、尺泽、经渠以清肺泄热、平喘止咳。头痛甚加印堂、太阳以散风清热。恶心呕吐加内关、足三里以和胃降逆。

耳针

取穴:肺、内鼻、耳尖、皮质下。

文献①选录

上肢取曲池、合谷,配内关、手三里;下肢取足三里,阳陵泉、三阴交。手法均为泻法。(《中医急症通讯》,1985.4)

(二)中风

中风是以猝然昏仆、不省人事,伴有口眼㖞斜、语言不利、半身不遂,或不经昏仆而仅以㖞僻不遂为主症的一种疾病。因其发病急骤,症情凶险,变化迅

---

① 文献:原无,此部分内容为相关文献,故今加,下同。

速,与自然界中风性善行数变的特性相似,所以古代医家以取类比象的方法,称其为中风。又因其发病突然亦称之为"卒中"。中风属于本虚标实之证,其发病主要因素在于患者平素气血亏虚,心、肝、肾三脏阴阳失调,加以忧思恼怒,或饮酒饱食,或房事劳累,或外邪侵袭等诱因,以致气血运行受阻,肌肤筋脉失于濡养;或阴亏于下,肝阳暴张,阳化风动,血随气逆,挟痰挟火,横窜经隧,蒙蔽清窍,而形成上实下虚,阴阳互不维系的危急症候。

临床上常将中风分为中经络与中脏腑两大类:中经络者,病位较浅,病情较轻,一般无神志改变,仅表现为口眼㖞斜,语言不利,半身不遂;中脏腑者,病位较深,病情较重,主要表现为神志不清,甚则昏迷,㖞僻不遂。中脏腑又有闭证与脱证之分:邪实内闭为闭证,主要症状是突然昏仆,不省人事,牙关紧闭,两手握固,肢体强痉,大小便闭;阳气欲脱为脱证,主要表现为突然昏仆,不省人事,目合口开,鼻鼾息微,手撒肢冷,汗多不止,二便自遗,肢体软瘫,舌痿,脉微欲绝。

现代医学之脑出血、脑血栓形成、脑栓塞、蛛网膜下腔出血等多种脑血管疾患,均属中医之中风范畴,临证时可参照本篇进行急救处理。

1. 中脏腑

（1）闭证

【治则】 熄风、清火、豁痰、开窍。

【组方】 水沟、十二井、太冲、丰隆、内关。

【方义】 闭证之病机,乃由肝阳暴张,血气上逆,挟痰蒙蔽心窍所致。取十二井穴点刺出血,刺水沟,可启闭泄热,醒脑宁神。肝脉上行与督脉会于巅顶,泄太冲降肝经逆气以平肝熄风,引上逆之血气下行,即"病在上,取之下"之意。丰隆乃豁痰要穴,痰浊壅遏,清窍被蒙,气失运化,泄丰隆以通调脾胃气机,蠲浊化痰。内关是手厥阴心包经的络穴,心藏神主神明,心包为心之外卫,既代心受邪,也代心行令。三焦为原气之别使,主通行三气,泄内关可调畅三焦气机,宁神开窍,以上诸穴合用,可奏平肝熄风,清火豁痰、开窍启闭之功。

【刺灸】 十二井点刺出血,其他诸穴用捻转泻法。

【加减】 牙关紧闭加合谷、颊车。语言不利加哑门、上廉泉、通里。

（2）脱证

【治则】 益气、回阳、固脱。

【组方】 气海、关元、神阙。

【方义】 任脉为阴脉之海,关元是任脉与足三阴经之会穴,为三焦元气所出之处,联系命门真阳。气海为元气汇聚之处。神阙位于脐中,为真气所系之处。三穴同时重灸,有壮元气、回阳固脱之功。

【刺灸】 以盐填脐,三穴均大艾炷重灸,以知为度。

2. 中经络

【治则】 祛风、活血、通经、活络。

【组方】 风池、肩髃、曲池、外关,合谷、环跳、阳陵泉、足三里、三阴交、昆仑。

【方义】 泄风池可以祛风开窍。阳明经多气多血,"治风先治血,血行风自灭",取手足阳明之肩髃、曲池、合谷、足三里行气和血祛风。阳陵泉为筋之会,环跳为治下肢疾患之要穴,外关通于阳维,昆仑乃足太阳经所行为"经",配合此四穴以疏通阳经气血,祛风舒筋。再加三阴交统理三阴经,调阴以配阳,养血以祛风。上穴合用,以调和经脉,疏通气血,祛风舒筋。

【刺灸】 风池双侧用泻法,三阴交双侧用补法,余穴均单刺患侧,施捻转泻法。

【加减】 肝阳上亢加太冲用泻法,太溪用补法,以平肝潜阳。痰浊阻络泻丰隆、天突以豁痰开窍。口㖞加地仓、颊车。语言不利加哑门、通里、上廉泉。

耳针

取穴:心、肾、神门、皮质下、上下肢相应区。

文献选录

(1)脑出血

主穴:内关、人中、三阴交。

副穴:极泉、委中、尺泽。

配穴(对症化裁)①:吞咽困难加风池、翳风,手指不能屈伸加合谷,失语配金津、玉液(三棱针放血,3~5天一次)。

操作方法:先刺双内关,直刺1~1.5寸,用提插捻转手法(泄)1分钟。继

---

① 配穴(对症化裁):原为"对症化裁(配穴)"。

针人中,向鼻中隔下斜刺5分,用雀啄手法(泄),至流泪或眼球湿润为皮。刺三阴交针尖向后斜刺,与皮肤呈45°角,进针1~1.5寸,用提插补法,到病人下肢抽动三次为度。

针副穴、配穴时,极泉直刺,进针1~1.5寸,用提插泻法,至上肢连续抽动3次为度,尺泽同极泉。取委中须俯卧,抬腿取穴,进针1~1.5寸,用提插泻法,以下肢抽动3次为度。针风池应向结喉进针0.8~1寸,用快速捻转手法,运针半分钟。针翳风同风池。针合谷向三间处(第二掌骨下缘部位)用提插泻法。每日针2次,10天为一疗程。(石学敏等,《中国针灸》,1984.5)

(2) 失语

取穴:上廉泉、外金津、外玉液。

操作方法:针刺上廉泉穴(位于结喉上1寸,舌骨上方,仰头取之),向舌根方向快速斜刺进针1.5~2寸,强刺激不留针。外金津、外玉液穴(在结喉上1寸,中线旁开3分,仰头取之,左为金津,右为玉液),向舌根方向快速斜刺进针1.5~2寸,平补平泄,不留针。(崔宗华等:《中国针灸》,1985.3)

取穴:① 中脏腑闭证:水沟、十二井、内关、太冲、丰隆。② 中脏腑脱证:神阙、关元、气海、三阴交。③ 中经络:肩髃、曲池、手三里、外关、环跳、足三里、阳陵泉、丰隆、太冲。④ 面瘫配地仓、颊车、合谷。⑤ 失语配哑门、廉泉、通里。

手法:中脏腑闭证,水沟向鼻中隔下斜刺5分许,用雀啄法,见流泪或眼球湿润为度。内关直刺,提插捻转结合应用。十二井穴点刺出血。脱证,神阙隔盐灸。关元、气海均用大艾炷灸,三阴交针刺补法。中经络者,视病情之虚实,选用补虚泻实手法。(《中医急症》,湖北科学技术出版社)

附注

本病发病之前多有先兆症状出现,凡中年以上,发现头晕、指麻,或头重足轻,或一时舌机不灵等,多为本病之预兆。宜注意饮食起居,保持心情舒畅,并针灸风市、足三里等穴以预防之。对中风急性期患者,除针灸急救外,如有条件,应采取中西医综合治疗措施,更为有利。

(三) 眩晕

眩,是目眩,表现为眼花或眼前发黑;晕,是头晕,表现为自身或外界景物旋转,站立不稳。两者常同时并见,故合称为眩晕。眩晕多呈阵发性,轻者闭目即止,重者如坐舟车,旋转不定,不能站立,或伴有恶心、呕吐、汗出,甚则昏倒等症状。古代医家有"诸风掉眩,皆属于肝""无痰不作眩""无虚不作眩"等说。总之,眩晕一证,不外风、火、痰、虚所致。临床表现除上述主要症状外,还可因各种证候类型的不同而兼有各种不同的症状,其中以肝阳上亢或痰浊中阻类型者往往发作较急而重。凡见眩晕耳鸣,头胀头痛,每因烦劳或恼怒而头晕头痛增剧,急躁易怒,面时潮红、少寐多梦、口苦、舌质红、苔黄、脉弦,血压明显增高等症者,属肝阳上亢;凡见目眩头晕或视物旋转、头重如蒙、胸闷恶心、少食多寐、舌苔白腻、脉象濡滑等症者,属痰浊中阻。

现代医学之高血压,耳源性眩晕可参照本篇进行治疗。

1. 肝阳上亢

【治则】 平肝潜阳,清火熄风。

【组方】 风池、百会、上星、行间、太溪。

【方义】 风池、百会、上星,清头目风火以疏泄浮阳。行间是肝经之荥穴,"实则泄其子",清泄肝经风火。太溪乃肾之原穴,刺之补肾滋阴,平肝潜阳。以上五穴合用,标本兼治,共奏平肝潜阳,清火熄风之效。

【刺灸】 太溪用补法,余均用泻法。

2. 痰浊中阻

【治则】 温阳化湿,升清降浊。

【组方】 风池、百会、神庭、听宫、内关、合谷、丰隆。

【方义】 风池乃足少阳与阳维脉之会穴,可祛风解表,清眩止痛。百会为手足三阳与督脉之会穴,有清脑安神的作用。神庭是藏神之庭,系督脉、足阳明、太阳之会,有清头散风之功。手太阳小肠经之听宫穴,为手足少阳之会,用以活络通窍、清头聪耳。取内关清心热而和胃止呕。合谷系手阳明大肠经之原穴,用以清泄阳明,疏风镇静。丰隆是足阳明胃经之络穴,用以健脾和胃,祛湿化痰。

【刺灸】 风池、丰隆用泻法,余均用平补平泄手法。

【加减】 心悸不眠加神门、印堂以安神定志。耳聋耳鸣配耳门、听会,泄肝胆之热以利窍聪耳。头胀痛、眼球震颤加太阳、攒竹,以祛风止痛;恶心、呕吐加足三里、太冲以和胃降逆。

耳针

取穴：神门、肝、肾、内分泌。

文献选录

（1）内耳性眩晕（梅尼埃病）

主穴：印堂、内关、安眠。

配穴：听宫、风池。

刺法：每次必须针刺主穴，耳鸣耳聋重者配听宫、风池，快速进针，待取得针感时，按平补平泻捻针 1~2 分钟，留针 20~30 分钟，每日针 1 次；10 次为一疗程。（徐笨人等，《中国针灸》，1986.1）

（2）眩晕（梅尼埃病）

主穴：眩晕点（在胃下方）、肾区、脑干、神门和枕小神经。

配穴：内耳、中耳、贲门、幽门、眼点、过敏点，脾区。

方法：耳部常规消毒，以 5 分长的毫针先刺 5 个主穴，随后根据临床表现再选 1~2 个配穴针刺，每日针刺一次，连续 3 天。每次针后要酌情留针 2~3 小时或 7~8 小时。针刺 3 天后，改用压豆治疗以巩固疗效，其穴位同上。（贾振山，《中国针灸》，1982.5）

（四）中暑

夏日因酷暑高温引起的高热、出汗、心慌、头晕，甚至神昏、抽搐等，称为中暑。中暑的外因是暑热之邪侵袭人体，耗伤气阴，内因多责之体虚，气血阴阳失调，不能抗御外邪；诱因常为炎暑时节，露天劳作，或长途跋涉，或高温环境，通风不良，劳动强度大，时间久，过度疲乏。暑热郁于肌表，以致汗出不畅，邪热不得外泄，则见发热；由表入里，犯及心包蒙蔽心窍，可见壮热神昏。若热极动风，每致转筋抽搐。若气阴两脱则出现汗出肢冷、喘促脉微等虚脱危象。临床上常将中暑分为轻症和重症两类：轻症一般无神昏，仅表现为身热少汗、头晕头痛、胸闷恶心、烦渴、倦怠思睡、舌苔白腻，脉濡数。重证又有两型：高热型者，证见壮热、口渴引饮、烦躁神昏、口唇干燥、甚至转筋抽搐、舌质红、舌苔黄、脉洪数；厥脱型者，证见面色苍白、汗出气短、四肢厥冷、神志不清、血压下降,舌质淡、脉微细数。

现代医学之中暑及高温损害,如热射病,日射病、热痉挛、热衰竭等,与本病的症状表现和病程经过大致相同,故其治疗和护理可互相参考。

1. 轻症

【治则】 清泄暑热。

【组方】 大椎、曲池、合谷、内关。

【方义】 大椎穴为督脉与手足三阳经之会穴,可治一切在表之热邪。曲池、合谷属手阳明经,能行气血、利肺气、解肌清热,三穴合用可清暑泄热。内关通于阴维,阴维脉行于腹里,有和胃降逆之功,可解胸闷治恶心。

【刺灸】 上穴均施泻法。

2. 重症

(1)高热型

【治则】 清暑泄热,开窍醒神。

【组方】 百会、人中、十宣、曲泽、委中、内关、合谷、足三里。

【方义】 暑为阳邪,易犯心包,致令清窍闭塞神志昏迷。取百会、人中,以开窍醒脑。用内关清泄心包热邪,以宁心醒神。十宣为阴阳交接处,具有调节阴阳,开窍苏厥之作用。曲泽为手厥阴经之合穴,委中为足太阳之合穴,浮络刺血能泄血分之热以解暑邪。合谷、足三里属手足阳明经,刺之可清泄阳明气分热邪,通利二便。

【刺灸】 曲泽、委中,浮络刺血。十宣点刺出血。余穴均用泻法。

【加减】 转筋(腓肠肌痉挛)者加承山、阳陵泉,以舒筋解痉。高热无汗加大椎、复溜,以解表发汗退热。四肢抽搐加后溪、阳陵泉,以解痉止搐。大渴引饮加金津、玉液刺血以清热生津。

(2)厥脱型

【治则】 回阳救逆,开窍固脱。

【组方】 关元、神阙、百会、人中、十宣。

【方义】 热盛而气阴耗散导致虚脱,重灸关元、神阙,以壮元气,回阳救逆。百会为诸阳之会,补之以敛浮越之阳气而醒脑。取人中、十宣以开窍苏厥。

【刺灸】 关元、神阙(隔盐),大艾炷重灸,以汗收肢温,脉起神复为度。百会施补法。人中轻泄。十宣点刺出血。

【加减】 汗出脉绝补太渊、复溜,以益气复脉。

耳针

取穴:皮质下、心、肾上腺、枕。

文献选录

针刺开窍:用三棱针刺人中、曲泽、委中,使之出血。亦可针刺人中、涌泉、素髎。

针刺退热:选合谷、曲池、大椎等穴,用泻法。亦可十宣放血。

针刺熄风:主穴为百会、人中、大椎,备穴为少商、委中。

艾炷治厥:选关元、气海、肾俞、百会、足三里等穴,用于中暑阳证之厥。(《中医内科急症证治》,人民卫生出版社)

附注

遇有中暑病人,应迅速移至阴凉处,松解患者衣服,大汗淋漓时,不要直接当风吹拂,宜用柔软的干毛巾揩擦,毛巾被汗湿后要及时更换。厥逆肢体凉者,要加盖衣服,适当保温。对危重病人,除针灸抢救外,有条件者,要采取综合治疗措施。

(五) 呕吐

呕吐是指胃气上逆,迫使胃内容物从口吐出的病证。前人以无物有声谓之呕,有物无声谓之吐。临床上呕与吐常同时出现,故一般统称呕吐。胃主受纳和腐熟水谷,其气主降,以下行为顺。若胃被外邪所伤,或脏腑为病邪所扰,胃失和降,气逆于上,则发生呕吐。寒客胃脘则吐出物清冷无臭,喜暖恶寒,苔白脉迟;热邪内蕴则呕吐酸苦热臭,口渴、苔黄脉数;痰饮停蓄则呕吐痰涎,宿食不消则见脘腹胀满,嗳气食臭;脑部受损者呕吐多为喷射状。

现代医学之多种疾病,如急慢性胃炎、神经性呕吐、幽门梗阻以及多种传染性疾病伴有脑部损伤时,出现呕吐均可参照本篇进行治疗。

【治则】 和胃降逆。

【组方】 中脘、内关、足三里、公孙。

【方义】 取胃募中脘配足阳明经之合穴足三里,疏通胃气,引胃气下行。内关为手厥阴之络穴,又为阴维交会穴,手厥阴经脉下膈络三焦,阴维主一身之里,故有宣通上、中焦气机的作用。公孙是足太阴脾经络穴,又为冲脉交会穴,脾胃互为表里,取之以调中焦而平冲逆之气。上穴合用,可疏气和胃、升清降浊,平肝(冲)降逆。

【刺灸】 胃热、食积、痰饮者上穴均用泻法。虚寒呕吐可施平补平泻,中脘、足三里可针后加灸。

【加减】 热吐者加合谷、金津、玉液,以泄热生津止呕。寒吐者加上脘、胃俞,施灸以温胃散寒。痰饮加膻中、丰隆,调气化痰。食积加下脘以消食化滞。呕吐严重者,可先取委中、曲泽之浮络刺血,待呕吐缓解后再针他穴。传染性疾病伴有脑部损伤之呕吐,可取风府穴施平补平泻法。

耳针

取穴:胃、交感、皮质下、神门。

文献选录

取穴:内关、公孙、足三里。① 外邪犯胃配解溪、行间、胆俞。② 食伤脾胃配中脘,天枢。③ 肝胃不和配太冲、冲阳。

手法:毫针刺,用补虚泻实之法,留针 20~30 分钟,其间行针 2~3 次。外邪犯胃或食伤脾胃,均可配合灸中脘、足三里。(《中医急症》,湖北科学技术出版社)

附注

药物反应呕吐,也可参考本篇处理。

(六)呃逆

呃逆是指气逆上冲,出于喉间,呃呃连声,声短而频,不能自己控制的病证。常突然起病,或间歇为患,亦可持续不已,重症亦常发虚呃。其发病之因,多由寒、热、痰、瘀,饮食不节、情志不舒、重症正虚等,引起胃失和降,膈间之气不畅。胃气上逆时,往往断续冲出喉间,引起呃逆之症。

临证时需辨清虚实:凡见呃声微弱、气短神疲,面色萎黄或苍白,手足不温、食少便溏、舌质淡、苔白、脉细无力或细数等,多属虚证;凡见呃声洪亮有力、喉中痰响，或胸脘胀满，或心胸刺痛、舌有瘀点、脉涩等，多属实证。

现代医学的胃肠神经官能症，及某些胃、肠、肝、纵隔、脑血管疾病等，如引起膈肌痉挛发生呃逆，均可参照本篇进行急救处理。

【治则】　宽膈理气，降逆止呃。

【组方】　膈俞、中脘、气海，内关，足三里、太冲。

【方义】　膈俞主治膈病，中脘、内关宽胸利膈。足三里、太冲、气海和胃下气，平冲降逆。诸穴合用，冲逆之气得以平降而呃逆自止。

【刺灸】　均施泻法，重刺留针。虚证，足三里用补法，并加灸。

【加减】　虚证加灸关元、气海以固元气。

耳针

取穴：膈、交感、神门、胃。

文献选录

（1）听宫穴：双手拇指尖对准双耳屏前，颞颌关节后凹陷处，用较重指力向内下方徐徐压入，可使呃逆速止。如效果不显著，可加重指力，并适当延长指压时间，至呃逆停止半分钟即止。如有复发，重复上法仍然有效。（《中医内科急症证治》，人民卫生出版社）

（2）翳风穴：宜较重指力按压。（文献同上）

（3）患者取正坐或仰卧位，医者面对患者坐或站，以双手拇指指腹用力按压所选经脉或穴位，左手在前，右手在后（相反亦可），从素髎穴起沿任脉向下按压，缓慢滑行至曲骨穴。令指腹经过处患者有重胀感（或酸胀感），其强度以能耐受为宜。同时嘱患者设想：吸气时，气从素髎起，随指下行至肛门。做毕，进行下次指针前呼气，呼气任其自然。如此反复，做20~30次。

此法能降逆、安冲、宁膈。如胃火上冲加按双丰隆，令酸胀感传至解溪穴以下，能泄胃火、降冲逆。寒气上逆加双手掌揉腹部，以患者有温热、舒适感为度。此法能温中散寒。肝气横逆加用左右手指从上到下，从胸骨左右缘分别向左右肋间隙疏理至腋中线，令患者肋间有胀感为宜，共作20~30次，可利气疏肝解郁，厥气上逆者用双手掌搓双肾区，令腰部温热为止，此可暖肾壮阳散寒。

上法可教患者自己或亲属如法操作。每天1次，轻者间日1次，重者亦可

日作 2 次,3 次为一疗程。(邓世发,《中国针灸》,1984.4)

附注

若久病虚极或重病临危而现虚呃者,为胃气败绝之象,预后多不良。

(七)暴泻

泄泻是指排便次数增多,粪便清稀,甚至如水样而言。其致病原因有感受外邪,饮食所伤,七情不和及脏腑虚弱等。主要病理关键在于湿邪所胜,脾胃运化障碍,大小肠功能失常,导致清浊不分,发为泄泻。暴泻,是指发病急骤,突然腹泻,腹痛肠鸣,暴迫下注,日达数次或数十次之多,粪便为稀水样或完谷不化的泄泻重症、急症。

临床所见,暴泻多由湿热或寒湿所致。如偏于湿热,则见暴注下迫、便泻稀水或黄糜热臭、腹痛、肛门灼热、小便短赤、舌苔黄腻、脉象濡数,或兼身热、口渴等症;如偏于寒湿,则见粪质清稀、水谷相杂,肠鸣腹痛、口不渴、身寒喜温、舌苔白滑、脉象濡缓等症。

现代医学中,急性肠炎、食物中毒、胃肠神经功能紊乱,某些肠道过敏所致的急性腹泻等,均可参照本篇内容施治。

【治则】 和胃、利湿、止泻。

【组方】 中脘,天枢,足三里、阴陵泉。

【方义】 泄泻属肠胃病,其病机属脾胃运化障碍,大小肠功能失常。中脘为胃之募穴,天枢为大肠募穴,募穴是脏腑之气所汇聚,故取此两穴以调整胃肠之运化与传导功能。足三里是足阳明胃经合穴,"合治内腑""合主逆气而泄",取之以通调胃腑气机,利湿止泻。脾主运化,与胃为表里,取足太阴脾经合穴阴陵泉,以疏调脾经经气,使脾气得运,水精四布,小溲通利,则湿滞化而大便转实。

【刺灸】 上穴均施泻法,持续行针 3~5 分钟。寒湿泻隔姜灸之。

【加减】 湿热泄加曲池、合谷,清利大肠湿热。恶寒发热加大椎、风池、曲池,清热解表散寒。伤食泄加下巨虚,消食导滞。

耳针

取穴:大肠、小肠、脾、胃、神门。

文献选录

1. 流行性腹泻

取穴：天枢、内关、三阴交（均双侧）。

操作：以补法为主，捻转进针，行三进一退，慢提紧按手法。得气后推而纳之，留针30分钟。针后用艾卷行温和灸，每穴灸至皮肤微显潮红为止。每日针灸一次，连续两周为一疗程。（才居正，《中国针灸》，1985.4）

2. 取穴：足三里、天枢、上巨虚。① 湿热配合谷、曲池、阴陵泉。② 寒湿配关元、神阙。

手法：以泻法为主，留针20~30分钟，其间行针2~3次。寒湿者，天枢针后加灸，关元、神阙只灸不针。（《中医急症》，湖北科学技术出版社）

（八）痢疾

痢疾以腹痛，里急后重，下痢赤白脓血为主证。多发于夏秋季节。本病的致病因素，为外感暑湿疫毒和饮食不洁、过食生冷等。外邪与食滞交阻肠腑，大肠传导功能失职，湿热相搏，气血凝滞，脏腑脉络受损，腐败化为脓血而痢下赤白，气机阻滞，腑气不通则腹痛、里急后重。由于湿和热各有偏胜。热胜伤血则赤多白少，湿胜伤气则白多赤少。临床表现，湿热痢主证为腹痛、里急后重、下痢赤白、肛门灼热、小便短赤、舌苔黄腻、脉象滑数；噤口痢主证为痢下赤白、饮食不进、食则呕恶；疫毒痢则发病急骤、壮热烦渴、痢下鲜紫脓血、里急后重，腹痛剧烈，甚则昏迷痉厥，舌质红绛、苔黄厚而腻、脉象滑数。

现代医学中的急性细菌性痢疾，中毒性菌痢等均属本病范畴，临症时可参照本篇急救处理。

1. 湿热痢

【治则】 清热利湿，行气导滞。

【组方】 曲池、天枢、气海、上巨虚。

【方义】 曲池为手阳明大肠经之合穴，上巨虚是足阳明胃之下合穴，根据"合治内腑"的道理，此两穴可通调胃腑之气，气调则湿化滞行。阳明为多气多血之经，故针此两穴可达到"血和则里急止，气调则后重除"的目的。天枢为大肠募穴，可通利肠腑之湿热。气海调气行滞。上穴合用，共达行气化滞、清利湿热的作用。

【刺灸】 除气海平补平泻外,余穴均施泻法。

【加减】 里急后重可重泄合谷。噤口痢加内关、内庭,以通降逆气。休息痢加灸关元以培补肾气。

2. 疫毒痢(中毒性痢疾)

【治则】 清热、解毒、凉血。

【组方】 曲池、合谷、大椎、天枢、足三里、内庭。

【方义】 取曲池、合谷、内庭,清阳明之热,加强疏泄胃肠腑气的作用。大椎为诸阳之会,可祛阳热之邪。天枢清肠腑湿热。取足三里以和胃降浊。

【刺灸】 上穴皆施泻法。

【加减】 暴痢虚脱者加灸关元、神阙,以散寒救逆、回阳固脱。

耳针

取穴:小肠、大肠、直肠下段、神门、交感。

文献选录

(1) 菌痢

取穴:证在阳经选脾俞、肾俞、大肠俞、膀胱俞、会阳、秩边、殷门、委中、承山、昆仑诸穴。

证在阴经选不容、梁门、上脘,中脘、下脘、气海、关元,天枢、日月、足三里、条口、内庭、曲池、合谷、中渚、公孙等穴。

操作:单手迅速进针,掌握虚补实泻,无虚实者平补平泻手法,务期"气至病所"。针刺 30 分钟,50~90 分钟可见临床疗效。(刘兰亭,《中国外灸》,1986.4)

(2) 急性细菌性痢疾①

1) 穴位:天枢、上巨虚。

针刺得气后采用 G6805 电针仪,疏密波,频率每分钟 14 次,强度为 3~12 伏,以患者有明显电针感为度,每次电针 30 分钟。(华兴等,《中国针灸》,1982.3)

---

① 急性细菌性痢疾:取合谷、天枢、上巨虚三穴,效果亦较好。

2) 穴位：天枢，下脘、关元，足三里。

针刺得气(针感腹部穴向四周放散，下肢穴向上下传导)后，留针 20～30 分钟，每隔 5～10 分钟行针 1 次，并隔盐灸神阙穴 2 壮(每壮用艾绒 2 克)。每日 1～2 次，连续治疗 5～9 次，治愈为止。(张涛清等，《中国针灸》，1982.3)

3) 取穴：中脘、天枢、足三里。高热者加合谷、曲池。恢复期巩固疗效用天枢、足三里。

手法：进针后，待患者有酸胀麻感，给予强刺激，留针 30～120 分钟，每天针刺一次。个别高热者，重复刺合谷、曲池各一次。

饮食：清淡饮食，或半流质饮食，大便正常后给予普食。(高国巡，《中国针灸》，1982.4)

4) 取穴：以手足阳明经合穴为主，如曲池、足三里、上巨虚 3 穴(俱双侧)。腹痛者加天枢(双)。

手法：提插(紧提慢按)捻转(大幅度快速多次捻转)相结合。对足三里、上巨虚二穴，要"迎而夺之"，针尖斜向上刺(呈 45°～60°)，留针 30 分钟(留针期间按原手法运针 1 次)，一日 2 次。(徐彼芳等，《中国针灸》，1984.4)

附注

针灸治疗痢疾效果较好，但中毒性菌痢，病情暴急险恶，有条件者，应采用综合治疗和抢救措施。

(九) 癃闭

癃闭是指排尿困难，甚则小便闭塞不通的常见急症。其中又以小便不畅，点滴而短少，病势较缓者称为"癃"；以小便闭塞，点滴不通，病势较急者称为"闭"。癃和闭虽有区别，但都是指排尿困难，只有程度上的不同，因此多合称为癃闭。癃闭之证，其病位在膀胱，总由膀胱气化不利而发。其原因或由湿热不化，移注膀胱，膀胱气机阻滞，或由跌仆外伤，膀胱气机受损，或由肾气不足，精血亏耗，命门火衰，膀胱气化无权而溲不得出。临床见证，肾气不足者则有排尿无力，小便淋漓不爽，气短神疲，腰膝酸软，舌质淡，脉沉细而尺弱；湿热下注者则小便量少热赤，甚至闭塞不通，小腹胀满，口渴不欲饮，苔黄脉数；外伤者则小便不利，欲解不下，小腹胀满，有外伤史。在治疗上，采用清湿热、利水道、补脾肾、助气化、散瘀结等,达到气化则小便自通。

现代医学中各种原因所引起的尿潴留和无尿症,都可参照本篇进行急救处理。

【治则】 助气化,通水道。

【组方】 膀胱俞、中极、阴陵泉、三阴交。

【方义】 中极乃膀胱募穴,与膀胱俞俞募相配,能鼓舞膀胱气化,疏通下焦气机,清利膀胱湿热。三阴交为足三阴经交会穴,三阴脉循少腹,绕阴器,取之以利下窍。阴陵泉能清湿热,利小便。

【刺灸】 均施泻法。

【加减】 虚证去阴陵泉,加肾俞(补)、气海(灸),以温肾化气,膀胱俞改用补法,中极,三阴交平补平泻。

耳针

取穴:膀胱、肾、交感、外生殖器、皮质下。

文献选录

(1) 手术后尿潴留

手术后尿潴留是外科、痔瘘科及妇产科因手术刺激及麻醉药作用,引起排尿神经反射功能障碍,膀胱出口括约肌收缩,尿液排泄困难而潴留膀胱的一种并发症。凡是手术后超过12小时,不能自行排尿的都可诊断为术后尿潴留。

主穴:关元、气海、中极、阴陵泉。

配穴:次髎、三阴交。

每次取主穴2个,配穴1个。

手法:中等刺激,留针20~30分钟。体质虚弱,形寒肢冷者,针后加灸。(《急症通讯》,重庆)

(2) 产后癃闭

准备:葱白2根,食盐20克,艾绒适量。

方法:食盐炒黄待冷备用,葱白洗净捣成泥,用手压成0.3厘米厚的小饼。将艾绒捻成蚕豆大小圆锥形艾炷,备1~4炷。

先将神阙穴用盐填平,把葱饼置于盐上,再将艾炷放在盐上,尖朝上,点燃,使火力由小到大缓缓深燃。待皮肤有灼痛感时即换一壮,直到温热入腹内

时,即有便意,为中病。小便能自解后,可再灸 1～2 壮,以巩固疗效。(杨灵泉,《中国针灸》,1986.4)

(十)便秘

便秘是指大便秘结不通,排便时间延长,粪质坚硬,排便时艰涩难下,或大便并不干燥,但排出艰难的病证。饮食入胃,经过脾胃运化,吸收其精微之后,所剩糟粕,最后由大肠传送而出,成为大便。若素体阳盛,过食辛辣,或饮酒厚味,肠胃积热,或情志不畅,气机郁滞,津液不布;或劳倦内伤,年老体衰,气血不足;或下焦阳气不充,阴寒凝结,均能导致大肠传导功能失常,引起便秘。临床表现,热结则大便干结,排便困难,伴有口臭、尿赤、苔黄等热症;气滞则欲便不得,伴有胸痞腹胀,嗳气脉弦;气虚者多神疲气怯,乏力汗出;血虚者多头晕心悸,舌淡脉细;寒秘多兼腹中冷痛,喜热畏寒。其治疗不外清热、润燥、顺气、行滞、补气、养血、温通等法。

【治则】 疏调腑气,润肠通便。

【组方】 大肠俞、天枢、上巨虚、支沟、丰隆。

【方义】 便秘之因各殊,但大肠传导功能失调则一,故取大肠俞与大肠募穴天枢,俞募相配,再加大肠之下合穴上巨虚,以疏调大肠腑气,增加津液敷布,增强大肠蠕动能力,腑气通则传导功能自能复常,津液布则肠道得以滋润。支沟、丰隆乃通便之经验效穴,能宣通三焦气机,三焦气顺则腑气通调。上穴合用,腑气通调,肠道滋润,传导复常,大便自下。

【刺灸】 实秘针用泻法,虚秘针用补法。

【加减】 热结加合谷、二间,泄大肠积热;气滞加中脘以降胃气,行间以疏肝解郁,气虚加气海、中脘,以补中、下焦之气;血虚加气海,三阴交,以补气养血、滋阴润燥;寒秘加灸神阙、气海,以温通三焦而消阴寒。

耳针

取穴:直肠下段、大肠、皮质下、交感。

(十一)哮喘

喘是指呼吸急促,哮是指喉中有哮鸣音,临床上常同时举发,以呼吸急促、喘鸣有声,严重时张口抬肩,难以平卧为主证,故合称哮喘。本病的基本原因为痰饮内伏,病变部位在于肺系,发作的关键在于内伏之痰,为诱因所触发。凡外感风寒暑湿,饮食酸咸甘肥,生冷油腥,七情劳倦,皆可使气之升降发生逆乱,触动肺中伏痰,痰随气升,气因痰阻,互相搏击,阻塞气道,肺管因而狭窄,肺气升降不利,以致呼吸困难,气息喘促;气体的出入又引触停积之痰,遂伴发哮鸣之声。

临证时须辨明虚实,分清寒热。实证,呼吸深长有余,但以呼出为快,气粗声高,脉象数而有力,病势急骤,其治在肺,重在祛邪;虚证,呼吸短促难续,但以深吸为快,气怯声低,汗出肢冷,脉沉细,病势较缓,时轻时重,其治在肺肾,重在扶正。

现代医学之支气管哮喘、喘息性支气管炎、肺炎、肺气肿等,均可参照本篇进行治疗。

1. 实证

【治则】 宣肺、降气、平喘。

【组方】 天突、膻中、肺俞、尺泽。

【方义】 天突位于肺系,能畅通气道,利咽喉,降气平喘。膻中为气之会穴,能疏通气机,顺气定喘。肺俞能宣通肺气。尺泽乃手太阴肺经合穴,能泄肺气而平喘。四穴合用,得以宣降肺气而平哮喘。

【刺灸】 上穴均施泻法。

【加减】 恶寒、发热加风池、大椎,以祛风解表。热盛而喘加少商、商阳刺血,以清泄肺热。痰多加丰隆以化痰。

2. 虚证

【治则】 调补肺肾,纳气定喘。

【组方】 气海、关元、肺俞、肾俞、太渊、太溪、足三里。

【方义】 气海、关元为元气之根,灸之能培补真元、纳气定喘。肺为气之主,肾为气之根,肺之原穴太渊,肾之原穴太溪,补之以充肺、肾真元之气。取肺俞、肾俞,以补本脏之气。肺肾气充,则上有所主而下能纳之归根,气机升降顺畅而喘止。取足三里调和脾胃,以资生化之源,使水谷精微上归于肺,肺气充则自能卫外。

【刺灸】 气海、关元二穴灸之,余穴均施补法。

耳针

取穴：平喘、肾上腺、肺、神门、皮质下、内分泌、交感、枕。

文献选录

（1）支气管哮喘

主穴：关元。

配穴：鱼际、足三里、大椎。

针刺方法：得气后留针 30 分钟,每日 1 次,6 次为一疗程,连续针刺两个疗程。（冯建国等,《中国针灸》,1981.3）

（2）支气管哮喘

取穴：鱼际穴。

针法：每次只针一侧,每日 1 次或每发作时针 1 次,左右交替使用。出现针感后留针 20~30 分钟,留针期间每隔 5 分钟捻转行针 1 次。（刘泽光,《中国针灸》,1985.1）

附注

哮喘发作,针灸急救治疗每获速效。症状缓解后,要继续辨证根治,并注意饮食起居调养,避免复发。

（十二）心悸

心悸是指病人自觉心中急剧或缓慢跳动,心慌不安,可见脉率参差不齐,并伴胸闷气短,眩晕不宁,甚而喘促难卧的病证。一般多呈阵发性,也可持续性发作,每因情志波动或劳累而诱发。本病主要由平素体质虚弱,心虚胆怯,感受惊恐、恼怒,或心血不足,阴虚火旺,心阳不振,痰热上扰等原因所致。临床表现：心血不足者兼见面色不华,头晕目眩,多梦易醒,舌质淡,脉细弱;阴虚火旺者兼见心烦少寐,头昏耳鸣,舌质红,脉细数;心阳不振者兼见面白少气,神疲乏力,形寒肢冷,舌苔白、脉弦滑;痰热上扰者兼见烦躁不宁,恍惚多梦,苔黄腻,脉滑数。

心悸发作时,当先治标,急救治疗以镇静、安神、宁心为主。

现代医学之心动过速、心动过缓、过早搏动,心房颤动与扑动,房室传导阻滞、束支传导阻滞,病态窦房结综合征,预激症候群,心力衰竭及部分神经官能症等,均可参照本篇急救处理。

【治则】 益气养血,宁心安神。

【组方】 神门、内关①、三阴交。

【方义】 神门为心之原,补之能益心气、养心血、宁心神。内关乃手厥阴心包络穴,通于阴维脉,补之能滋阴养心,与神门配合加强宁心安神作用。三阴交取之以补肝脾肾,滋阴养血,心得血养而自安。三穴合用,共奏养心安神之效。

【刺灸】 均施补法。

【加减】 心血不足加脾俞,足三里(均补),以滋生化之源。阴虚火旺加大陵(泻)、太溪(补),以滋肾水、清心火。心阳虚加肾俞、关元(均灸),以壮元阳、助心阳。痰火扰心加丰隆、尺泽(均泻),以豁痰清火。

耳针

取穴:心、皮质下、交感,神门。

文献选录

(1)心律失常

处方:以内关、神门、夹脊4~5(或厥阴俞、心俞)为主穴。每次取2穴,交替使用。以辨证选穴为配穴,对心气虚者取膻中、列缺、足三里、素髎,每次选1~2穴。对心阴虚者取三阴交,太冲、太溪,每次选1~2穴。对心脉痹阻者取膻中、膈俞、三阴交、列缺,每次选1~2穴。对心阳虚者取素髎、大椎、关元、足三里,每次选1~2穴。

方法:患者取卧位,选用32~34号不锈钢1~1.5寸毫针,以捻转结合提插补法为主,或用平补平泻,一般留针5~20分钟左右,中间须行针2~4次。心动过缓者留针5~15分钟,不宜过久。刺素髎时要刮针柄1~2分钟。对心气虚及心脉痹阻、心阳虚等,可配合温和灸法或温针灸。每日或隔日针灸1次,10次为一疗程。未愈者,间休5天,再继续治疗。(高镇②五等,《中国针灸》,

---

① 神门、内关:两穴配伍,效果较好,功能增强,为穴对,针刺时针感分别向小指、中指放散,少提插、捻转。

② 镇:原为"慎",据浙江中医药大学教授"高镇五"改。

1983.6）

（2）风湿性心脏瓣膜病

穴位：双侧内关穴。

方法：按骨度法折量，手腕横纹正中，直上 2 寸处定穴。然后向两穴同时进针，针刺角度要直，深度在 0.5~1 寸之间，进针得气后，医者两手同时使用捻转方法，捻转幅度 120°~180°，频率每分钟 80~100 次，约中等刺激。捻转 2 分钟后再留针 15 分钟，即可起针。隔日针刺 1 次，12 次为一疗程。（钱黛华等，《中国针灸》，1982.4）

附注

心悸之病位在心，其病机总由心之脏气受损，其特点是虚多实少，治则以补虚为主，或补虚泄实。心动过速多为气阴不足或气血两虚。心动过缓多属阳虚气虚。节律不齐者，多见虚实兼挟。应审虚实所在，施以补泻。

（十三）心痛

心痛是以心胸部位呈现发作性或持续性的痞塞、疼痛为主证的病症。其痛发无定时，痛如针刺或憋闷痞塞，牵引肩背心下，痛时心悸、气短，重者并见四肢厥逆，汗出淋漓，脉微欲绝等阳气暴脱之危候。心痛的病位在心与包络，常由七情劳倦所伤，或过食肥甘，或感受寒邪，心阳阻滞，致使气机不畅，心脉瘀阻，络脉痹塞，血行不利，心失所养而发为心痛。临床表现多属本虚标实的虚实兼杂之证。

当心痛发作之际，应先治其标，以通痹开窍，或回阳救逆为主，急解其疼痛。

现代医学之冠心病、心绞痛、心肌梗死和心肌硬化等，均可参照本篇进行急救治疗。

【治则】 通痹止痛。

【组方】 心俞、厥阴俞、内关、神门。

【方义】 《素问·咳论篇》谓："治脏者，治其俞。"取心俞、厥阴俞以疏调心气，通脉活络。内关为心包经之络穴，通于阴维脉，"阴维为病苦心痛"，取内关能调畅三焦气机，疏通心之脉络，祛瘀止痛。神门为心之原，是心脏元气汇聚之处,补之能益心气、养心血、舒心脉、开心窍、宁心神。以上诸穴合用,共奏益气活血、通络止痛之效。

【刺灸】 心俞、厥阴俞,平补平泻。内关施泻,神门用补。诸穴轮流运针。

【加减】 如四肢厥逆,汗出脉微,是阳气欲脱之象,急取气海、关元、神阙(隔盐),大艾炷重灸,以回阳救逆,益气固脱。

耳针

取穴:心、皮质下、神门、交感,肾上腺。

文献选录

(1) 冠心病

基本穴:心俞(双),厥阴俞(双),交替使用。内关、阳陵泉、郄门、三阴交,单侧取穴,交替使用。

配穴:心绞痛:神堂、膻中。阵发性房颤、早搏:阴郄、内关。心动过速:下侠白、手三里。心动过缓:通里、内关。

针刺方法:背部穴位宜斜刺,针尖向着脊椎,切勿刺破壁层胸膜,以免造成气胸。四肢穴位用直刺。进针后待有酸胀重麻等感觉时行平补平泻手法,留针15分钟。心动过缓,血压偏低,一般情况表现虚弱的病人,应用紧按慢提补法,刺激要轻些。阵发性房颤发作期间也用紧按慢提补法,但刺激较强些,须长时间留针并频繁加以捻转刺激,留针最长2小时左右。

耳针

取穴:心、肾、小肠、交感、神门、皮质下、内分泌等穴。任取3~4穴,一般留针1小时左右,由病人自行起针。

疗程:隔日1次,每周3次,15次为一疗程;间歇一周后开始第二疗程。两个疗程结束后全面复查。显效者改每周2次,巩固2个疗程,情况仍良好者改为每周1次,或停止治疗。(王恒润等,《中国针灸》,1981.1)

主穴:膻中、心俞、内关。配穴:厥阴俞、曲池、足三里。每次取主穴1、配穴2,或主穴2、配穴1,交替使用。

操作手法:以缓慢捻进法进针,针刺频率保持平稳。要求针感要重,有酸麻、舒适感。留针15~20分钟。每日1次,12次为一疗程,疗程间休息3~4天。(南宁市针灸研究所心血管病研究室,《中国针灸》,1981.2)

取穴：左侧灵墟、屋翳、天池和心俞穴（由于手掌面积较大，实际涉及心区大部区域）。

采用掌摩法，复合震颤手法，每分钟200次左右，心前区3穴共摩12分钟，背部心俞按摩4分钟。按摩中，部分病者感到心前区发热，逐渐波及腰背和四肢。若按摩结束时，未出现热感传者，酌情延长5~10分钟。每日按摩1~2次，20日为一疗程。（张炳然等，《中国针灸》，1984.5）

按摩"灵道"穴，于压痛明显处用拇指腹轻揉穴位1分半钟，再重压按摩2分钟，最后轻揉1分钟结束。每日按摩1次，15日为一疗程。定穴后做好标记，开始由医生操作，教会病人后可由病人自己操作。（盖国才等，《中国针灸》，1984.6）

（2）急性心肌梗死（真心痛、厥心痛）

穴位：一组：巨阙、心平（位于心经肘横纹下3寸处）、足三里。二组：膻中、内关、三阴交。两组交替使用。

针法：将针刺入穴位后，用捻转提插法，得针感后，留针20分钟，每日1次。（李传杰等，《中国针灸》，1983.2）

选用1.5寸毫针，直刺两侧内关穴，至出现酸胀麻感为度。运针每分钟捻转提插120次，2分钟后停止运针，并留针15分钟。（鲍延熙等，《中国针灸》，1981.2）

附注

心痛发作，最为危急，有条件者须采取综合措施进行抢救。

（十四）急性头痛

头痛是临床上常见的自觉症状，许多急慢性疾病均可发生。若以头痛为主证，且起病急骤，疼痛较剧，是为急性头痛。本病是由风寒、风热、风湿之邪外受，或肝阳、痰浊、瘀血之邪内生，阻遏清阳，壅滞经脉，不通则痛。临床表现：风寒头痛多头痛较甚，或连项背，恶风畏寒，常喜裹头，口不渴，苔白，脉浮或浮紧；风热头痛多头痛而胀，甚则头痛如裂，发热恶风，面红目赤，口渴欲饮，便秘溲黄，舌苔黄，脉浮数，风湿头痛多头痛如裹，肢体困重，纳呆胸闷，小便不利，大便或溏，苔白腻，脉濡；肝阳头痛多头痛头晕，心烦易怒，睡眠不宁，口苦、面赤、耳鸣、舌红苔黄,脉弦有力,痰浊头痛多头痛昏蒙,胸脘满闷,呕恶痰涎,纳呆,苔白腻,脉滑或弦滑;瘀血头痛多头痛如锥刺,痛处固定不移,舌质紫暗或有瘀斑,脉涩。

急性头痛,疼痛剧烈,难以忍受,应急治其标,尽快解除疼痛急候。先以通瘀祛邪,缓急镇痛为法。使清阳恢复正常,经脉气血运行通畅,达到通则不痛。

现代医学之感染性发热性疾病、脑血管病变、颅内占位性病变、血管神经性头痛、三叉神经痛等疾病,出现急性头痛时,均可参照本篇进行急救治疗。

【治则】 祛邪、通络、镇痛。

【组方】 百会、上星、风池、列缺、合谷。

【方义】 头为诸阳之会,督脉总督诸阳,故取百会、上星以清脑安神。风池是足少阳与阳维之会,可散风解表、镇头痛、祛寒热。列缺为手太阴之络穴,又是治头痛之验穴,有"头项寻列缺"之说。合谷为手阳明经原穴,能祛邪解表。上穴同用有祛邪通络、缓急镇痛之功。

【刺灸】 诸穴均施泻法,可重刺久留针。

【加减】 风寒加风门、昆仑,散风寒、解表邪。风热加大椎、外关,疏散表邪、祛风清热。风湿加中脘、三阴交健脾利湿。肝阳上亢加阳辅、太冲,平肝潜阳,泄肝胆之热。痰湿中阻加中脘、丰隆,可燥湿化痰、健脾和胃。肾气虚损者加肾俞、太溪,滋阴补肾。血瘀头痛加太阳、太冲,以祛瘀活络。

前额痛(阳明)加阳白、攒竹。后头痛(太阳)加后溪、昆仑。偏头痛(少阳)加头维、太阳。头顶痛(厥阴)加太冲、四神聪。颅内痛(少阴)加太溪、复溜。

耳针

取穴:枕、额,皮质下,神门。

文献选录

(1) 偏头痛

取穴:太阳、率谷、风池、中渚、侠溪为主穴。百会为配穴。

治法:患者取卧位,一侧头痛只取一侧穴位,两侧头痛取双侧穴位。疼痛位于颞部,可于率谷后0.5寸进针,沿皮下过率谷向前刺1.5寸。疼痛位于一侧枕部,则从率谷前1.5寸进针,过率谷沿皮下刺1.5寸。疼痛位于一侧顶上可加百会,针尖沿皮下刺向痛区。

头部穴位针刺后,通以电针机或针麻机,频率控制在每分钟200次左右,电量以针柄轻度跳动为度,留针30分钟。中渚、侠溪采用补法或平补平泻手法,留针期间行针1~2次。每天针1次,7天为一疗程,休息4~5天,再行第二疗程。(段福来,《中国针灸》,1985.3)

(2)高血压头痛

取穴:太阳(双),印堂。

胀痛以前额为剧者,加攒竹(双)。疼痛以额顶为甚者,加百会,剧痛者再加四神聪。痛兼颈项强者,加风池(双)。眩晕欲仆,眼花耳鸣等症状突出者,加头维(双)。

刺法:对所选穴位常规消毒后,用消毒弹簧刺血针(或消毒过的三棱针)点刺出血,每穴令出血5~6滴,多至10余滴。总之,体质壮实、头痛严重者,放血宜多,反之宜少。每日或间日1次。(邓世发,《中国针灸》,1983.3)

(3)失眠头痛

取穴:神门穴为主。佐以完骨、足三里。

心脾亏损加大陵、三阴交。心胆气虚加丘墟、百会。肾虚加照海、太溪。胃中不和加中脘、内关。情志抑郁、肝阳上扰加行间、肝俞、百会。

刺法:进针后,提插捻转,通调经气,依法施行补虚泻实,留针40分钟出针。日一次,12~15次为一疗程。久病体虚者加灸神门、百会20分钟。(程隆光,《中国针灸》,1986.6)

(十五)急性胃脘痛

胃脘痛又称胃痛,是指胃脘部发生疼痛为主的病证。若胃脘痛发病急骤,疼痛较剧,变化迅速,则属急性胃脘痛。本病的病位在胃脘,与肝脾密切关联。由外感六淫、饮食不节、情志失调、劳倦外伤等因素,直接或间接地损伤胃腑,致胃失和降,气机阻滞,不通则痛。临床表现,寒凝胃痛多突然胃脘疼痛,痛势较剧,畏寒喜暖,得热痛减,舌苔白,脉弦紧;湿热胃痛多胃脘灼痛,痛势急迫,恶热喜凉,舌苔黄腻;食积胃痛多胃脘胀痛拒按,嗳腐吞酸,厌食欲吐,吐后痛减,舌苔厚腻;肝气犯胃多胃脘胀痛连胁,攻窜不定,嗳气腹胀,血瘀胃痛多胃脘疼痛如针刺或刀割,痛处固定而拒按,舌质紫暗或有瘀斑。

胃痛剧烈,急先治标,以通为法,重在理气,祛其病邪,调理气机,其痛自止。

现代医学之急慢性胃炎、溃疡病、胃癌、胃神经官能症等,出现急性胃脘痛时,可参照本篇进行急救处理。

【治则】 理气、祛瘀、止痛。

【组方】 中脘、内关、足三里①。

【方义】 中脘是胃之募穴,足三里是胃之下合穴,"合治内腑",两穴并用通降胃气,疏通胃腑血络。内关能宣通上、中二焦气机,和胃降逆。上穴合用有理气、化瘀、止痛之效。

【刺灸】 上穴均施泻法,寒痛可在中脘、足三里加灸。

【加减】 肝气犯胃加太冲、公孙,以平冲降逆。湿热加合谷、内庭以清泄阳明。食积加下脘、公孙,以助运消食。腹胀加天枢以理肠下气。血瘀加三阴交以化瘀通络。

耳针

取穴:脾、胃、交感、神门、皮质下。

文献选录

(1) 急性胃痉挛

取穴:梁丘、足三里(均双)。

手法操作:皮肤常规消毒,取1.5寸长的26~28号毫针,快速刺入,捻转提插,以"得气"为度。梁丘穴要求针感向上行至髋和腹部。足三里穴针感要求向下行至足部,待剧痛缓解,可根据病情留针5~10分钟。(谢文宗,《中国针灸》,1984.5)

(2) 取穴:梁丘、足三里、内关、中脘。① 食伤脾胃配天枢、脾俞。② 肝胃不和配肝俞、期门。③ 胃脘刺痛配合谷、太冲、膈俞。

手法:毫针刺,留针20~30分钟,其间行针2~3次,均用泻法。属寒湿者,中脘、天枢、足三里可加用灸法。(《中医急症》,湖北科学技术出版社)

---

① 中脘、内关、足三里:胃脘痛常用配穴,为相须配伍,三穴相配,功能增强,疗效提高。

附注

溃疡病出血、穿孔等重症,应及时采取其他措施。

(十六) 急性腹痛

急性腹痛是指胃脘以下,耻骨毛际以上的部位猝然出现剧烈疼痛的病证。腹部有许多重要脏器,如肝、胆、脾、胃、肾、大小肠、膀胱,子宫等。手足三阴、足少阳、足阳明、冲、任、带等经脉均循此而过。若感受外邪,或虫积、食滞、气滞、血瘀等,影响到经脉气血运行和脏腑气机的通畅,致经脉瘀阻,腑气不通,腹痛乃作。临床表现,寒积腹痛为腹部暴痛,得温痛减,大便溏薄,苔白;湿热腹痛多腹痛剧烈,拒按,烦渴尿赤,大便秘结,舌苔黄腻;气滞腹痛多腹部胀痛,走窜不定,嗳气胸闷,得矢气则痛减;血瘀腹痛多腹痛如刺如割,痛处固定不移,拒按,舌质青紫或有瘀斑;食积腹痛多腹部胀痛,嗳腐吞酸,痛而欲泻,泻后痛减,舌苔腻;虫积腹痛多脐周疼痛,时轻时重,反复发作,嗜食而面黄肌瘦,睡中啮齿(即斗牙)。

急性腹痛,镇痛为先,以通为法,结合散寒、理气、祛瘀、清热、消积、祛蛔等。腑气得通,疼痛自止。

现代医学之急腹症,适宜非手术治疗者,均可参照本篇进行急救处理。

【治则】 理气、化瘀、止痛。

【组方】 中脘、天枢、足三里。

【方义】 胃募中脘、大肠募天枢与胃之下合穴足三里,三穴合用可通降胃肠之气,疏通胃肠脉络,调整胃肠功能,共奏理气化瘀止痛之效。

【刺灸】 三穴均施泻法。

【加减】 呕吐加内关,和胃降逆。寒痛则加灸神阙(隔盐)以温肠散寒。湿热加合谷、内庭以清泄湿热。气滞加公孙、太冲,以疏肝降逆。食积加公孙、下巨虚,以助运消食。虫扰加四缝、百虫窠,以安蛔驱虫。

耳针

取穴:交感、神门、皮质下、脾、胃、小肠。

文献选录

(1)急腹痛

取双侧内关穴,快速进针约 0.8~1.0 寸。待得气后,两侧穴位同时施雀啄手法 15~20 下为 1 次,连续 3~5 次,(强刺激)以患者能耐受为度。在反复提插的过程中,嘱患者做较长的深呼吸 5~7 次,然后每隔 5 分钟重复上述手法 1 次(包括深呼吸),一般 1 次就能获得止痛效果。必要时每次可增加针刺次数。(熊新安,《中国针灸》,1981.3)

(2)泌尿系结石引起腹绞痛

主穴:肾俞、京门。

配穴:足三里、三阴交。

每次选用一穴,主穴和配穴均用患侧,强刺激手法,留针 30 分钟,每 5 分钟行针 1 次。患者一律采取屈膝卧位,每日 1~2 次。(杨丁林,《中国针灸》,1985.5)

(3)尿石所致绞痛

取穴:双侧太溪穴。

方法:进针后以中强刺激,以患者有麻胀针感并向足跗部位放散为度。留针 30~90 分钟。留针过程中也可间断刺激,加强针感。如恶心呕吐甚者,可加刺双侧内关穴。(王志义,《中国针灸》,1986.4)

(4)肠道炎性绞痛

取穴:足三里(双)。

操作:患者取仰卧位,屈膝 60°~75°,医者将拇指置于足三里穴上,其余四指紧贴在小腿后面,以拇指揉按足三里穴,双穴交替进行,手法由轻到重,每穴揉按 3~5 分钟,用力以患者能耐受为度。(王玉柱,《中国针灸》,1986.4)

附注

急腹症在针灸治疗同时,应严密观察病情变化,必要时需采取其他相应措施。

(十七)急性胁痛

胁痛是以一侧或两侧胁肋部疼痛为主要表现的病证。大多病程缠绵,隐隐作痛,症情轻缓,若突然起病,疼痛较剧,变化迅速,属急性胁痛。肝居胁下,其经脉布于两胁,胆附于肝,其脉循于胁,故胁痛之病,主要责于肝胆。若气郁伤肝、湿热内扰、瘀血阻络、蛔虫窜胆等,即可导致肝胆受损,疏泄失常,气机不通,发为疼痛。临床表现,肝郁气滞多胁肋胀痛,痛处走窜不定,每因情志因素而加重,胸闷嗳气,脉弦;肝胆湿热多胁部灼痛,脘闷纳呆,口苦,恶心呕吐,小便黄赤,舌苔黄腻,脉弦滑数;瘀血阻络多胁肋刺痛,痛处固定不移,入夜更甚,或胁下积块,舌质紫暗或有瘀斑,脉沉涩;蛔虫窜胆多胁痛如钻,痛处常固定不移,呈阵发性加剧,恶心呕吐,或有吐蛔。

其治以通为主,或兼理气、活血、清热、利湿、排石、驱蛔等,治疗主要达到通则不痛。

现代医学之肋间神经痛、肝炎、胆囊炎、胆石症、胆道蛔虫、胸膜炎及胸胁部外伤等,出现胁痛时,均可参照本篇急救处理。

【治则】 疏肝利胆,通络止痛。

【组方】 期门、支沟、阳陵泉①。

【方义】 支沟为治胁肋痛的验穴。期门为肝之募穴,阳陵泉乃足少阳胆经合穴,肝胆二经为表里,取此二穴能调理肝胆气机,疏通两经脉络。上穴合用有行瘀通络止痛之功效。

【刺灸】 期门沿肋间斜刺,支沟、阳陵泉均用泻法。

【加减】 气滞加太冲以疏肝理气、湿热加阳陵泉、阳辅以清利湿热。呕吐加内关、足三里以和胃降逆,虫扰加四缝、百虫窠,以安蛔驱虫。瘀血阻络加肝俞、胆俞、膈俞以活血祛瘀。

耳针

取穴:胸、神门、肝。

文献选录

取穴:支沟、肝俞、胆俞,阳陵泉。① 肝气郁结配内关。② 气滞血瘀配膈俞、阿是穴。③ 肝胆湿热配阳陵泉、太冲。

手法:均用泻法,留针20~30分钟,其间行针2~3次。针刺后在疼痛部位可加拔火罐。(《中医急症》,湖北科学技术出版社)

---

① 支沟、阳陵泉:治疗胁痛的常用配伍腧穴,相须配伍。

(十八) 狂证

狂证是精神失常的疾病,以发病急骤、喧扰不宁、狂躁打骂、动而多怒为特征。本病多由七情内伤,痰火郁于胸膈,复遇精神刺激,肝火暴盛,鼓动痰热,上扰神明,蒙蔽清窍而致。临床上多病起急骤,先有性情急躁,头痛失眠,两目怒视,面红目赤,突然狂乱无知,逾垣上屋,骂詈叫号,不避亲疏,或毁物伤人,气力逾常,不食不眠,舌质红绛,苔多黄腻,脉象弦大滑数。

发作之时,急以镇心清火,涤痰开窍为治。发作过后,须继续辨证治本,预防复发。

【治则】 镇心清火,涤痰开窍。

【组方】 人中、风府、内关、神门、丰隆、太冲。

【方义】 督脉总督诸阳,其脉入脑,《灵枢·海论》篇说"脑为髓海,其输……下在风府",人中、风府两穴并用,能清泄阳热、醒脑开窍、镇静安神。内关能清心安神,配丰隆以和胃下气、涤痰泻火。神门为心之原穴,配内关能开心窍、宁心神、清心火、定神志。太冲能平冲降逆、清泻肝火。以上诸穴合用,共奏镇心安神、醒脑开窍、清火涤痰之功。

【刺灸】 风府斜向下刺,捻转泻法,勿捣针。余均重刺泻法。

耳针

取穴:皮质下、心、枕、额、神门,

文献选录

癫狂

取穴:人中、间使、鸠尾、三阴交、风府、风池。① 痰火上扰配丰隆、中脘、行间。② 火盛伤阴配神门、通里、血海、太冲。

手法:均以泻法为主。鸠尾、中脘不宜留针,其他穴位可留针 15~30 分钟,其间行针 3~4 次。(《中医急症》,湖北科学技术出版社)

(十九) 痫证

痫证是一种发作性神志异常的疾病。又名"癫痫"或"羊痫风"。其特征为发作性精神恍惚,甚则突然仆倒,昏不知人,口吐涎沫,两目上视,四肢抽搐,或口中如作猪羊叫声,移时苏醒,醒后则如常人。本证之形成,大抵由于七情失调,先天因素,饮食不节,劳累过度,或患他病之后,造成脏腑功能失调,痰浊内阻,气机逆乱,风阳内动所致。以痰浊内阻,上蒙心窍,为其主要病机。临床见证,发作之前可有头晕、胸闷、神疲等预兆;发则突然昏仆,不省人事,面色苍白,牙关紧闭,双目上视,手足抽搐,口吐涎沫,甚则二便失禁,舌苔腻,脉弦滑;发后感头昏、肢软、神疲等。

痫证之发作,起病急速,以实证表现为主,急救处理以豁痰熄风、开窍定痫为法,先治其标,控制发作,尽快解除病人昏厥和抽搐的危急症候。间歇阶段,则宜调理脏腑,平顺气机,杜其生痰动风之源,以治其本,防止复发。

现代医学之癫痫,其临床表现及发病过程,与本证基本相同,可按本篇进行急救处理。

【治则】 豁痰熄风、开窍定痫。

【组方】 人中、百会、鸠尾、内关、神门、丰隆,太冲。

【方义】 人中重刺,开窍苏厥。百会为诸阳之会,能泄热醒脑,安神开窍。鸠尾乃任脉之络穴,又为治痫之经验穴,配百会能协调阴阳逆乱之气,解痉定痫。内关、神门能调畅三焦气机,疏通心与心包之经气,开窍醒神。丰隆化痰清浊。太冲平肝熄风。

【刺灸】 人中斜向上重刺,鸠尾向下斜刺3分,其他诸穴均施泻法。

【加减】 癫痫昼发,病在阳蹻,上穴可加申脉;夜间发作,病在阴蹻,上穴可加照海,均泻法。抽搐重加风池、合谷、阳陵泉,以祛风解痉。痰涎壅盛加天突、膻中,以降气豁痰。

耳针

取穴：胃、皮质下、神门、枕、心。

文献选录

针刺穴位：大椎(正坐垂头取之)。

针刺方法：选用26号2寸毫针(常规严格消毒),由大椎进针,向上约30°角斜刺,进针1.5寸深左右,若病人有触电样针感,传至肢体时,立即出针,切勿反复提插。

隔日针刺一次,10次为一疗程,休息7天,继续针刺。(徐笨人等,《中国

针灸》,1982.2)

（二十）癔病

癔病是由情志不舒,气机郁滞所引起的以精神失常,或躯体器官机能障碍为主要表现的病证。其临床特点为:多发生于青壮年,女性较多,常因精神因素引起情绪极度波动而突然发病,检查多无阳性体征发现。其发病、加重和好转、痊愈,均可能因暗示而导致。本病主要原因是七情所伤,导致肝失疏泄,脾失运化,心失所养,神失所藏,脏腑阴阳气血失调,痰随气升,上蒙清窍,或肝风挟痰,流窜经络而成。本病发作较快,病情较重,症状较多。如突然哭笑正常,或昏厥倒地,屏气或过度喘气,双目紧闭,呼之不应,或突然失语、失明、耳聋、抽搐、震颤、瘫痪、痴呆、僵直等。

发作时急宜醒脑开窍、理气豁痰、宁心安神。间歇期则须辨证治本,调节情志,以防复发。

【治则】 醒脑开窍,理气安神。

【组方】 百会、人中、内关,合谷。

【方义】 督脉主一身之阳气,人体正常活动赖阳气维持,故取督脉之人中、百会二穴以清头醒脑、开窍爽神。取内关调理心气,驱邪外出。合谷行气开窍。上穴合用可以开窍、理气、安神。

【刺灸】 人中针尖斜向上重刺,施捻转泻法。其他诸穴亦用泻法。

【加减】 如出现抽搐痉挛,加阳陵泉、太冲。不语加通里、天突。呃逆呕吐加中脘,足三里。幻视加睛明、光明。幻听加中渚、听宫。口㖞眼斜或抽动,加地仓、颊车、迎香。哭泣加尺泽。喜笑加劳宫。呼吸困难加太渊。癔病性瘫痪加极泉、环跳、三阴交。咽喉异物感加天突、膻中、照海。吞咽不利加廉泉、金津玉液(出血)。多汗加复溜。遗尿加中极、三阴交。肠鸣腹胀加天枢、足三里。

耳针

取穴:心、神门、交感、脑干。

文献选录

根据症状选择穴位,精神障碍可刺人中、内关、合谷、涌泉等穴,或用电针。

癫病性瘫痪上肢取合谷、曲池、肩髃，下肢取太冲、阳陵泉、环跳，失明取球后、睛明，耳聋取听宫、翳风，失音取人中、上廉泉等穴。(《内科手册》，上海科学技术出版社)

(二十一) 痹痛

痹是痹阻不通之意，指气血为病邪所阻闭。凡人体肌表经络遭受风寒湿邪侵袭后，使气血运行不畅，引起筋骨、肌肉、关节等处的疼痛、酸楚、重着、麻木和关节肿大、屈伸不利等症，统称为痹证。若素体虚弱，卫阳不固，腠理空疏，或劳后淋雨，或汗出当风，或居处潮湿，或涉水冒寒，使邪气乘虚侵入人体，流注经络关节，气血运行不畅而为风、寒、湿痹；或素体阳盛，复感外邪，邪从热化而为热痹。机体感受外邪的程度各有不同，其风邪重的，疼痛游走不定，称为行痹；其寒邪重的，疼痛剧烈，甚则痛如锥刺，称为痛痹；其湿邪重的，四肢麻木不仁，疼痛重着不移，称为着痹；其热邪重的则发热，关节红肿疼痛，不可屈伸，称为热痹。

痹痛发作时，当以通痹止痛为急，疏通经络气血，使营卫调和则风寒湿三气无所依附而痹痛得解。

现代医学之风湿性关节炎、类风湿性关节炎、纤维组织炎，风湿热以及神经痛等，均可参照本篇急救治疗。

【治则】 祛风湿，活血脉，通痹止痛。

【组方】 局部取穴以痛为输，配合循经疏导，并以痛处表现而施针灸。

肩：肩髃、肩髎、巨骨。

肘：曲池、天井、尺泽。

臂：臂臑、曲池、手三里、外关。

腕：阳池、阳溪、外关、腕骨。

指：合谷、八邪。

脊背：人中、身柱、腰阳关、大椎。

腰：肾俞、大肠俞、腰阳关。

骶：腰阳关、次髎、秩边。

髀：环跳、居髎、绝骨。

股：髀关、承扶、风市。

膝：阴市、血海、梁丘、阴陵泉、委中、足三里、膝眼。

胫腨：阳陵泉、足三里、绝骨、承山、飞扬。

踝：申脉、照海、昆仑、解溪。

【刺灸】　行痹、热痹，偏于表层，针宜浅刺，施泻法。痛痹多灸，深刺久留。着痹可针灸并施。

【加减】　行痹加膈俞、血海，以活血祛风。

痛痹加灸肾俞、关元，以振奋阳气而驱寒邪。着痹加足三里、商丘，以健脾化湿。热痹加大椎、曲池，以清热解表。

耳针

取穴：皮质下、神门、相应部位。

文献选录

（1）肩痛

取穴：以下巨虚为主。

手法：用捻转泻法，进针1.5寸左右，留针10~15分钟，同时让患者活动患肩。对漏肩风患者同时要配合按摩。隔日1次，5次为一疗程。（杜萍，《中国针灸》，1986.4）

（2）肩周炎

取穴：肩贞（深刺），肩髃透臂臑，肩井。

操作：让病人垂臂屈肘，用28号3寸长毫针刺入肩贞穴约2寸深，使患者局部有较强的酸麻胀感觉，并向前臂和手指放散。进针时，针尖稍向外斜，以免针曲误入胸腔，引起气胸。再用同号毫针自肩髃穴进针，向下经过肌肉层刺到臂臑穴，以肩关节有较强的酸麻胀感为度。肩井穴不宜深刺，刺入5~8分即可。随后接通G6805治疗机，频率为2~3秒，时间为15~30分钟，电流强度以病人能耐受为度。每日1次，10次为一疗程。如不接通治疗机，留针后用艾条温灸10~15分钟。（蒋利，《中国针灸》，1985.6）

（3）坐骨神经痛

治疗方法：以肾俞、夹脊穴、大肠俞、关元俞、委中为主穴。

按经分型配穴：如少阳型酌加环跳、阳陵泉、绝骨、丘墟。如太阳型加秩边、承山、昆仑。急性期剧痛取穴：人中、后溪、养老、丝竹空。手法：急性剧痛宜强刺激，要求"气至病所"，以泻为主。慢性灼痛、酸胀，轻刺激，以补为主，或拔罐，隔日或每日针 1 次。（戚丽宜等，《中国针灸》，1984.5）

(4) 坐骨神经痛

取穴：大肠俞、关元俞、环跳，臀正中（腰俞穴平外至 4 寸处）为主穴。

以委中、合阳、腘点（委中穴上 1 寸处）为第一组配穴。以浮郄，委阳，腓点（腓骨头外面最凸点直下 0.5 寸处）为第二组配穴。以上均为患侧腧穴。

治法：全腿痛者选用主穴。腰或大腿后侧痛重者，选用前 2 个主穴。小腿后侧至足距痛重者，选第一组配穴。小腿前外侧至足背痛重者，选第二组配穴。小腿外侧至足小趾痛重者选配第一、二组穴。各穴交替使用，每次选用 1~2 个穴位。均用直刺，行雀啄术后留针，不捻转。大肠俞、关元俞各深刺 2 寸，臀正中穴刺 3~4 寸，腘点刺 0.5~1 寸，腓点刺 0.5 寸。要求每次针感必须"气至病所"，达到患者最痛苦的远端部位 3~10 次。一般留针 20 分钟，病情轻者也可不留针。重者每天 1 次，亦可接通电疗机，见轻后隔日 1 次，并逐渐延长针治间隔时间，至停止治疗，不计疗程。（吴经纬，《中国针灸》，1986.3）

(二十二) 疟疾

疟疾是以寒战壮热，休作有时为特征的一种病证。主要由于感受疟邪所致，多发生于夏秋季节。其发病多由感染疫疠之气，兼受风寒暑湿等邪，伏于半表半里，营卫相搏，正邪交争而成。发作时，先有呵欠乏力，毛孔粟起，旋即寒战鼓颌，肢体酸楚。寒罢则壮热，头痛如裂，口渴引饮，而后汗出，热退身凉，舌苔白腻，其脉象寒战时弦紧，发热时滑数。如此反复发作，有一日一发，二日一发，也有三日一发的。

急救治疗以宣通阳气，祛邪解表为主。

现代医学之疟疾与本病相同，可按本篇进行处理。

【治则】 疏导督脉、调和营卫。

【组方】 ① 大椎、间使、后溪；② 陶道、内关、三阴交。

【方义】 疟疾之寒热往来，乃邪在半表半里，营卫不和，阴阳相搏所致。大椎、陶道均属督脉，能疏导一身之阳，针此二穴可使邪从表而解。间使、内关均属手厥阴心包经,厥阴与少阳互为表里,能疏泄三焦,和解表里,调节阴阳之气。后溪为手太阳经之腧穴,针之能宣发太阳之经气,使邪从太阳而解。三阴交为足三阴之会,调三阴经气,并可滋阴清热。上两组穴位,可交替使用,共达调整阴阳、扶正祛邪之作用。

【刺灸】 在发病前一小时施针。先冷后热,先补后泻。先热后冷,先泻后补。一般留针15~20分钟。发作停止后仍需持续针灸数次,以防复发。

【加减】 高热者加十二井点刺出血,以清热泻火。头重者加风池、太阳,以祛风清热。寒战重刺大椎、合谷,以宣通阳气,祛邪解表。热重加曲池、合谷,以清气退热。如暑疟、瘴疟加合谷、商阳、关冲以通阳解表,清三焦之实热。劳疟者加中脘、足三里,以调中健胃而补正气。

耳针

取穴:肾上腺、皮质下、内分泌、肝、脾。

文献选录

(1) 疟疾

一般在发作前1~2小时治疗,最理想的时机是在发作前1小时半。患者正坐背向术者,于第二胸椎下按取身柱穴(多数有压痛)。常规消毒后,左手将腧穴部位皮肤捏起,右手持三棱针点刺1分许,随即以一手小鱼际按于患者风府穴部位,另一手的小鱼际按于尾骶部,两手同时用力推向针孔,如此反复推10次左右。推毕从针孔挤出3~5滴血液,擦净。多则数次,少则1次可根除。(刘氏修,《中国针灸》,1985.4)

(2) 间日疟

取穴:大椎、间使、陶道、后溪为主。配合使用足三里、至阳、脾俞,合谷。

手法:大椎、陶道、至阳、足三里均直刺1.0~1.5寸(根据患者身体情况),其余各穴按一般操作常规进行。采取强刺激,留针20~30分钟,每隔5分钟行针1次。每天1次,在发作前2小时针刺,5天为一疗程。(肖可卿等,《中国针灸》,1983.4)

(二十三) 厥脱

厥脱证包括厥证和脱证。厥证是以突然昏倒,不省人事、手足厥冷为主要表现的一种病证,如兼见汗出如珠,口开目合,手撒遗尿,脉微细欲绝等,则属脱证。其病因多由六淫邪毒、情志内伤、暴饮暴食、药物过敏或药物中毒,严重创伤、丧失津液、久病虚衰等,使脏腑阴阳失调,气机逆乱,或阴阳气血严重耗损,阴不敛阳,阳气浮越,阴阳相离所致。厥证又分热厥与寒厥:热厥者身必热,烦躁谵语,苔黄燥、脉数;寒厥者身无热,通身冰冷,精神萎顿,苔白质淡,脉沉迟细微。

厥脱证属中医的危急重症,复杂多变,易陷险境,因此应分秒必争,积极进行救治。

现代医学中各种原因引起的休克,其临床表现与本征类似者,可参照本篇进行急救处理。

1. 热厥

【治则】 开窍,泄热、苏厥。

【组方】 人中、十二井、内关、神门、合谷、太冲。

【方义】 十二井穴点刺放血可泄热开窍,重刺人中能醒脑苏厥。内关为手厥阴心包之络穴,神门乃心经之原穴,心主神明,取此二穴可调畅三焦气机,疏通心与包络之血脉,醒神开窍,使心得血养而神有所主。双侧合谷,太冲称为"四关",泄之可以泄热开窍苏厥。以上诸穴组方,共奏泄热开窍,醒神苏厥之效。

【刺灸】 十二井穴点刺出血,余均重刺用泻法。

【加减】 发热加大椎、曲池,以解表退热。抽搐加风府、曲池、阳陵泉,以熄风止痉。

2. 寒厥

【治则】 回阳、救逆、苏厥。

【组方】 人中、内关、曲池、足三里、神阙。

【方义】 人中、内关能开窍宁神,醒脑苏厥。阳明多气多血,刺曲池、足三里以益气行血。灸神阙以壮元阳、助心阳、祛寒邪、温经脉,使阳回气转,脉通血行而厥逆得复。

【刺灸】 刺人中、内关用泻法。曲池、足三里用补法,神阙隔盐重灸。

【加减】 脉伏者,补太渊、复溜,以益气复脉。

3. 脱证

【治则】 益气、回阳、固脱。

【组方】 气海、关元、神阙。

【方义】 见中风脱证。

【刺灸】 以盐填脐,三穴均大艾炷重灸,以知为度。

耳针

取穴:肾上腺、升压点、皮质下、心。

文献选录

昏迷"六警钟"穴:① 金钟,鼻中隔正中。② 龙池,后发际下5分,左右旁开5分。③ 金鼎,尺泽与曲泽之间下3分。④ 阳溜,足三里下1.5寸,外开1寸。⑤ 上丘,足外踝上前边缘处。⑥ 回精,腹股沟内侧端横纹尽处下4横指。

操作程序:凡遇见卒然暴死,不省人事,脉细欲绝,医者以左手迅速将患者鼻孔拉长且上翘,右手持针,猛然刺入金钟穴,针深2分。若身旁无针,则以拇指(并非指甲)代针,掐穴3下。此穴有醒脑开窍作用。在金钟穴施术后,病人若无皱眉呻吟等反应,继用金鼎穴。一手拿住病人手臂,一手拇指按压金鼎穴5下,此穴有开通肺窍,回苏作用。病人若仍无反应,就进而使用上丘穴,以食指按压上丘穴3~5下,该穴可沿少阳上通至头,起回阳救逆的作用,病人仍无反应,就用回精穴。术者手左右交叉,分别拿住病人左右大腿部回精穴,猛提3~9下,此穴有回阳救逆之强大功力。施术后,病人仍无反应,可能病重难于救治。若面临此情,术者乃不可丧失信心,要相机再用力提回精穴3~9下,等待反应。能救治者应当苏醒。病人复苏后,全身每现瘫软无力。此时当用阳溜、龙池两穴,以加快瘫软现象的恢复。用阳溜穴法:食指或拇指揉按3~5下,此穴有引经气下行,舒筋活络作用。用龙池穴法:用拇食指提拿5~9下,该穴有壮阳提神功用。若能饮以姜汤或开水,恢复更快。(《中国针灸》,1983.1)

(二十四) 霍乱

霍乱是以起病急骤,卒然发作,上吐下泻,腹痛或不痛为特征的病证。因其病势凶险,顷刻间挥霍缭乱,故名霍乱。本病的病位在胃(脾)、肠,由饮食所伤、外感六淫、疫毒疠气、食物或药物中毒等因素,导致胃(脾)肠气机紊乱,升降失调,浊阴不能下降,清阳不能上达,阴阳清浊之气相干,变乱于肠胃之间而发病。

急救治疗,以化浊解毒、调和胃肠为法。

现代医学中各种原因所引起的急性胃肠炎,如霍乱、副霍乱、沙门氏菌属感染、食物中毒等病,出现吐、泻、腹痛时,均可参照本篇急救处理。

【治则】 化浊解毒,调和胃肠。

【组方】 中脘、天枢、内关、足三里、公孙。

【方义】 中脘为胃之募穴,天枢为大肠募穴,募是脏腑之气汇聚之处,故取此二穴以调理胃肠气机,升清降浊。取内关以宣通上、中二焦气机,避秽止呕。足三里是足阳明胃经合穴,公孙是足太阴脾经络穴,又通冲脉,二穴并用,健脾助运,和胃止呕,化浊解毒,利湿止泻。以上诸穴组方合用,可奏调和胃肠,升清降浊,理气止痛之效。

【刺灸】 上穴均用泻法,持续运针,每穴1分钟,轮流3遍。

【加减】 邪毒深者可刺曲泽、委中血络放血,以泄血中邪毒。转筋加阳陵泉、承山。四肢厥冷、汗出脉微者,以盐填脐,大艾炷灸之。

耳针

取穴:交感、皮质下、胃、大肠、神门、脾。

文献选录

(1)急性胃肠炎

取穴:足三里。

操作:穴处常规消毒,将抽吸维生素 K_3 的注射器针头刺入足三里穴后,边进针边捻转,得气后,将维生素 K_3 注入,每穴4毫克。两侧穴同时注入,每日1次。(刘爱国,《中国针灸》,1986.1)[1]

(2)小儿急性胃肠炎

患儿取仰卧位,选好穴位(中脘、天枢双、足三里双)。术者用中指指腹的

---

[1] 刘爱国,《中国针灸》1986.1:原无,据文献出处加。

末端,在穴位上适度按压,微加旋转,每穴持续7~10分钟。此方法对儿科功能性消化性溃疡病比较适用。(董良,《中国针灸》,1982.4)

(3) 食物中毒

因食动物性食物而导致霍乱。

处方:中脘、内关、天枢,神阙(灸),关元、足三里、委中、承山。

辨证配穴:腹痛者刺中脘、足三里,呕吐者刺内关,腹泻者刺天枢、关元,四肢厥逆、血压降低者灸神阙,转筋者刺委中、承山。

操作:进针得气后,用提插补泻之泻法,加重刺激约1分钟左右,再留针20~30分钟。留针过程中,每隔10分钟行针1次,待病情减轻时出针。小儿及老年人多用单刺法。灸神阙要用隔盐艾炷灸,如当时准备不及亦可用艾条灸15~60分钟。(臧郁文,《论文选编》,1964.12)

(二十五) 胆道蛔虫

胆道蛔虫症系蛔虫钻入胆道,引起胆道阻塞和感染所致。多发生于农村的青年和儿童。临床表现以右上腹部阵发性剧烈疼痛,有钻顶样特殊感觉为主证,常伴呕吐,有时吐出蛔虫,痛止则如常人。本病多因素有肠道蛔虫,复因饮食不节,寒温不适,或驱虫不当,影响蛔虫生活环境,蛔虫不安,钻入胆道,使肝胆郁滞,不通则痛。

剧痛时急宜安蛔止痛为治,疼痛解除后则须及时驱除肠道蛔虫。

【治则】 安蛔、利胆、止痛。

【组方】 日月、阳陵泉、内关、足三里、百虫窠。

【方义】 日月乃胆之募穴,阳陵泉是胆之下合穴,二穴合用以利胆、驱蛔、止痛。内关、足三里调理中焦气机,和胃止呕,清利湿热,安蛔止痛。百虫窠以安蛔驱虫。

【刺灸】 上穴均用泻法,持续轮流运针。

耳针

取胆区,留针1小时。

文献选录

取穴:在右耳的耳甲庭内找到胰胆、十二指肠两穴(《中医学》,江苏新医学院编)。酒精局部消毒,左手固定耳壳,右手持0.5寸毫针垂直进针,深达软骨(当针刺上述两穴时,患者多感右耳胀痛),然后用胶布将针柄粘贴固定在耳壳上,留针10小时。(刘加升等,《中国针灸》,1986.2)

(二十六)急性胆囊炎(胆石症)

本病多因七情所伤,饮食不节,肝胆气滞,外感湿热,郁结中焦,胆汁疏泄不畅,则久瘀成石。胆石与胆囊炎互为因果,同时存在,常形成急性发作。临床表现为右上腹突然绞痛,按之痛甚,阵发性加剧,可放射至右肩背部,同时伴有发热、呕吐、右上腹部胆囊区有明显压痛和肌紧张,有时可触及肿大的胆囊,并可能伴有轻度巩膜黄染。如进行B型超声、X线胆囊造影等检查,可明确诊断。

【治则】 疏肝利胆,排石止痛。

【组方】 肝俞、胆俞、阳陵泉、太冲。

【方义】 取肝胆二俞,疏肝利胆,排石止痛。阳陵泉为胆之合穴,"治腑者,治其合",能利胆排石,清泄胆腑湿热。太冲系足厥阴肝经之腧穴,性主下泄,用以疏肝解郁。上穴组方,可达祛邪、利胆、排石之功。

【刺灸】 肝俞、胆俞,斜向脊柱方向刺入,各穴均施泻法,每日1次,留针20分钟。

【加减】 湿热内蕴者加足三里、阴陵泉,以清利湿热。

耳针

取穴:胆囊、胰、十二指肠、神门、交感。

文献选录

(1)取穴:膝四穴(在右侧髌骨外缘上4寸)、阳陵泉、期门。

手法:膝四穴直刺,阳陵泉向下斜呈95°角刺。进针得气后,拇指向后,食指向前捻转。期门穴针尖向下呈45°角斜刺,得气后,拇指向前,食指向后捻转。针感均要求"气至病所"。留针30分钟,每10分钟按上手法捻转1次。(张玉璞,《中图针灸》,1986.4)

(2)主穴取阳陵泉、胆囊穴(阳陵泉下3~5厘米)、中脘、太冲、胆俞。疼痛甚加合谷;高热加曲池,恶心呕吐加内关。手法:深刺,强刺激,留针半小时。

电针：用针麻仪通电20~45分钟。(《中医急症实用手册》,广西人民出版社)

(3) 电针取右胆俞(阴极)、胆囊穴、日月、期门、中脘、梁门、太冲(阳极),采用可调波,强度由弱渐强,以能耐受为度,每次20~30分钟,每日2~3次。(《针灸研究进展》,人民卫生出版社)

附注

若胆囊明显增大,体征加剧,体温持续上升,怀疑有胆囊积脓和急性梗阻性化脓性胆管炎时(可出现血压下降,中毒性休克),可转外科手术处理。

(二十七) 鼻衄

鼻内出血,称为鼻衄。鼻为肺窍,足阳明之脉起于鼻之交颏中,如肺蕴风热或胃有火邪,上迫鼻窍,血热妄行,或肝火上乘于肺,损伤脉络,血随火升,上溢于清道,而呈鼻衄。临床表现,肺蕴风热者多伴有发热咳嗽、咽痛等症,胃火炽盛者则兼有口渴喜饮、大便秘结等症;肝火上逆者多兼见烦躁易怒,头痛目眩、口苦而干等症。暴衄之时,应急为先,故以凉血止血为法,先治其标。

【治则】 清热降火,凉血止血。

【组方】 上星、尺泽、合谷。

【方义】 督脉为阳脉之海,阳热亢盛,迫血妄行,故取上星清泄督脉,以解亢盛之热邪。手阳明与手太阴表里相合,又与足阳明相接,故取合谷以清泄诸经之热而止血。"实则泄其子"尺泽为手太阴肺经子穴,故取之以泄肺火。以上三穴合用,共奏清热降火、凉血止血之功。

【刺灸】 上穴均用泻法。

【加减】 胃火炽盛者加内庭,肝火上逆者加太冲。

耳针

取穴：内鼻、肺、肾上腺。

文献选录

取穴：行间。

方法：用不锈钢毫针,采用泻法(强刺激),深寸许,留针3~5分钟。左鼻孔出血,刺右足行间;右鼻孔出血,刺左足行间;两鼻孔均出血,即刺两侧行间。

此法除对外感热病过程中的鼻衄有良好的止血效果外,对高血压及剧烈

运动所引起的鼻衄,亦有较好的止血效果,但对血液病的鼻衄无效。(程珍祥等,《中国针灸》,1984.6)

咳血,又名嗽血,系肺络受损,血液离经,随咳嗽而出的一种证候。肺为娇脏,不耐寒热,喜润恶燥,若外感风火燥热,损及肺络;或情志不遂,肝郁化火,上逆犯肺;或过食辛辣厚味,酿成内热,火盛乘金等,导致络破血溢,随咳而出,发为咳血。急性咳血,来势暴迫,出血量多,以纯血鲜红,间夹泡沫,或痰血相兼为特征,以火热窜肺伤络为主要病机,故急救处理以清热凉血为先。

【治则】 清肺泻火,凉血止血。

【组方】 肺俞、膈俞、尺泽、少商。

【方义】 尺泽为手太阴肺经子穴,"实则泻其子",配合肺俞以清肺泻火。少商(点刺出血)以泄热凉血。血会膈俞,诸血证取膈俞以理血止血。上穴组方,可奏清肺火、凉血止血之功。

【刺灸】 少商点刺出血,余均用泻法。

【加减】 胃火炽盛者加内庭以清泄胃火,肝火上逆者加太冲以泻火降逆,阴虚火旺者加太溪、三阴交以滋阴清热。

耳针

取穴:肺、气管、肾上腺、神门、皮质下。

文献选录

(1) 主穴:鱼际、尺泽、足三里。

备穴:少商、列缺。(《中医急症实用手册》,广西人民出版社)

(2) 主穴:尺泽、列缺。

备穴:少商、膈俞、鱼际。

方法:每次选1~3穴,强刺激,不留针。(《中医内科急症学简编》,陕西科学技术出版社)

（二十九）吐血

吐血,又名呕血,其血由胃而来,从口而出,甚则倾盆盈碗。胃为水谷之海,是多气多血之腑,若平素饮食失节,胃中积热,或肝郁化火,脉络瘀滞,逆乘于胃,阳络损伤,血溢于外,而导致吐血。亦有劳倦过度,脾胃受伤,气不摄血,溢于脉外而为吐血。吐血与咳血都经口而出,故应鉴别。咳血由肺系而来,多因风热或肝火灼伤肺络所致。咳血前常见喉痒、胸闷等征兆,其血色多鲜红,混有泡沫痰涎,或痰中带血块血丝为特征;而吐血之血色暗红或棕黑,常混有食物残渣等。

临床上凡突然发作,吐血量多,连续不断,甚则倾盆盈碗者,常因火热引起,急救治疗以降逆、清火、止血为主。

现代医学之胃、十二指肠溃疡,食道与胃底静脉曲张破裂,急慢性胃炎,胃癌,胃黏膜脱垂等症引起的吐血,均可参考本篇急救处理。

【治则】 清火降逆,凉血止血。

【组方】 膈俞、胃俞、内关、足三里、三阴交、太冲、内庭。

【方义】 膈俞、胃俞理血和胃。内关、足三里,调理上、中二焦气机,和胃、降逆、止吐。太冲泻肝火而平冲降逆。内庭为足阳明胃经荥穴,实则泻其子,故能清泻胃火。三阴交调理三阴经而健脾统血。上穴合用,火热得以清泄,血不受迫,脾能统,肝能藏,血行脉里而吐血自止。

【刺灸】 三阴交施补法,余穴均用泻法。

耳针

取穴:食道、胃、十二指肠、脾、交感、神门、皮质下。

文献选录

针刺:内关、足三里、内庭、公孙穴。中度刺激,留针 15~20 分钟。(《中医内科急症学简编》,陕西科学技术出版社)

梅花针轻轻叩打两侧颈动脉区各 5~10 分钟。(《中医内科急症学简编》,陕西科学技术出版社)

附注

大量吐血,有条件者宜采取综合措施急救。

(三十) 尿血

尿血为小便中混有血液,或全为鲜血的病证。便时无疼痛之感,虽少数间有轻微胀痛或热痛,但与血淋之滴沥涩痛有别,故一般以痛为血淋,不痛为尿血。本证多因热伤血络所致,病位在肾与膀胱。若风热火毒,蓄结肾与膀胱;或因心、小肠、肝等脏腑之火,下迫肾与膀胱;或肾阴亏耗,相火妄动,均能灼伤肾、膀胱之血络,血溢于外,导致尿血。

治疗以清热泻火、滋阴凉血为基本治则。

现代医学之肾小球肾炎、肾结核、急性尿路感染、尿路结石、肿瘤、感染性疾病等出现的血尿,均可参考本篇进行急救处理。

【治则】 清热泻火,凉血止血。

【组方】 膀胱俞、中极、血海、三阴交、太溪、肾俞。

【方义】 膀胱俞、中极俞募相配,疏泄膀胱热邪,调理膀胱气机。血海为治血要穴,刺之调理血行,凉血止血。三阴交调理三阴,健脾统血。太溪为肾之原,合肾俞以壮水之主,滋阴降火。上穴合用,邪热除,血循经而尿血止。

【刺灸】 三阴交、肾俞、太溪施补法,余均泻法。

耳针

取穴:肾、膀胱、脾、内分泌。

文献选录

体针:三阴交、肾俞、血海、气海、复溜。每次针 1~3 穴,中等刺激,留针15~20 分钟。(《中医内科急症学简编》,陕西科学技术出版社)

二、外　　科

(一) 急性荨麻疹

本病常突然发作,皮肤迅速出现大小不等的风团,小如麻粒,大如豆瓣,甚则成块连片,剧痒,时隐时现,不留痕迹。部分病人伴有胸闷、憋气或恶心呕吐,腹痛腹泻等全身症状。本病多因内蕴湿热,复感风寒,郁于皮腠而发;或由于对某些物质过敏所致。

【治则】 祛风凉血,清热利湿。

【组方】 大椎、曲池、外关、合谷、血海、膈俞、委中、三阴交。

【方义】 本病主要是风邪遏于肌表,故取大椎以疏泄风邪,配血海以清血分之热。膈俞为血会,善治血分之疾,治赤疹尤宜。取曲池、合谷、外关、三阴交以通调三焦之气,疏散水湿之邪。委中为血郄,合血海清血热之功益彰。

【刺灸】 诸穴均施泻法。留针20分钟,每日1次。

【加减】 呕吐加中脘,腹泻加天枢、足三里,胸闷憋气加内关。

耳穴

取穴:肺、神门、内分泌、肾上腺。或在耳背后静脉放血,每日1次。

文献选录

(1)取穴:曲池、合谷、血海、足三里、三阴交。

加减:风热配大椎,湿热配阴陵泉,喉肿憋气配天突。

手法:用泻法,天突不宜留针,余穴可留针20~30分钟,其间行针2~3次,每日1次,严重者每日2~3次。(《中医急症》,湖北科学技术出版社)

(2)取穴:身柱、膈俞、肝俞、大肠俞、肩髃、曲池、血海、三阴交。

手法:用中刺激。(《中国针灸学》,人民卫生出版社)

(3)主穴:曲池、血海(均双)。

操作:穴位常规消毒后,以毫针刺入血海穴8分,曲池穴刺入1.5寸,边捻转,边提插,以候气至。得气后,留针15~30分钟。留针期间每隔2~3分钟行针1次。每日1次,7日为一疗程。(张树立,《中国针灸》,1985.3)

(4)取穴:风池、曲池、血海、三阴交。

疹见腰部以上,针曲池、风池;疹见腰部以下,针血海、三阴交;疹见全身,则四穴均针。针刺得气后,用中强度刺激1~2分钟,随后留针10分钟。如此反复3次后出针。每日1次。(高溥超等,《中国针灸》,1983.6)

(5)主穴:后溪。

配穴:曲池、足三里。

手法:后溪穴点刺放血,曲池、足三里快速强刺激不留针。隔日1次,15次为一疗程。(刘桂彩,《中国针灸》,1984.2)

(二)丹毒

本病是一种急性接触性传染性皮肤病。因患部皮肤红如涂丹,热如火灼故名。发于头面部者,名"抱头火丹";发于躯干者名"内发丹毒";发于下肢者名"流火";发无定处者名"赤游丹",发于上者多为风热伤火;发于下者多为湿热伤火;亦有外伤感染所致。初起患部鲜红一片,边缘清楚,灼热,痒痛间作,随之蔓延扩大,发热恶寒,头痛口渴,甚者可出现壮热烦躁,神昏谵语,恶心呕吐等毒邪内攻症状。

【治则】　清热解毒,散风利湿。

【组方】　曲池、合谷、足三里、解溪、阴陵泉、血海、委中。

【方义】　曲池、合谷以疏散阳明风热,足三里、解溪、阴陵泉以运脾胃而清利湿热,血海用泻法,委中点刺出血,可清泄血中之热,亦即"菀陈则除之"之意。本方具有清热解毒散风利湿之功效。

【刺灸】　诸穴均用泻法,委中点刺出血。

【加减】　发热恶寒者加大椎,呕吐者加内关,或金津、玉液(点刺出血),神昏谵语者加人中,壮热烦躁者加刺十二井出血。

耳穴

取穴:神门、肾上腺、皮质下,相应区。

文献选录

取穴:大椎、曲池、合谷、委中、血海、三阴交、身柱、灵台。

手法:诸穴均用提插捻转之泻法,留针20~30分钟,每日针刺1次。局部可用三棱针或梅花针叩刺,使有少许出血,用干棉球擦净,盖以敷料。委中点刺放血。注意:发于颜面部者,治疗时不宜局部点刺放血。(《中医急症》,湖北科学技术出版社)

方法:将患部周围皮下呈现暗紫色小血管怒张处消毒,用圆利针(或28号半寸毫针)刺入血管,慢出针,待黑血自行溢出。每次刺4~5针。小血管怒张不显者,选刺周围显现静脉亦可。并刺血海、隐白,摇大针孔,挤血数满。每日或隔日1次,一般3~7次即愈。(程隆光,《中国针灸》,1986.4)

（三）带状疱疹

本病为病毒所致皮肤疱疹性疾病,多发生于胸胁及腰腹两侧。多由心肝二经火邪湿毒凝结而成。初起患处刺痛发红,继而出现米粒样水疱,疱液透明,累累如串珠,多呈束带状排列。

【治则】 清热、利湿、解毒。

【组方】 曲池、支沟、阳陵泉、行间、三阴交。

【方义】 本方具有泻火除湿的作用。曲池清阳明之热,支沟、行间清泄三焦肝胆之火,阳陵泉、三阴交清利湿热,共达清热、解毒、利湿之目的。

【刺灸】 上穴均用泻法,每日 1 次,留针 10~15 分钟。

【加减】 头面部加合谷,胸部配内关。腰背部加委中(点刺出血)。

耳穴

取穴:心、肝、神门、交感。

文献选录

(1) 取穴:曲池、身柱、阳陵泉、三阴交。在皮疹四周取四穴。眼睑区配太阳、头维、阳白,颜面部配颊车、地仓、大迎,脐上配合谷、内关,脐下配足三里。

手法:皮疹四周的四穴,沿皮下斜刺,针尖向皮疹中心,捻转以皮疹区发红为度。留针 30 分钟,每 3~5 分钟捻转 1 次。其他穴位一般采用留针 15~30 分钟,其间行针 3~4 次。(《中医急症》,湖北科学技术出版社)

(2) 取穴:皮损部阿是穴。罐数按病区范围多少而定,以排满为度。

操作:暴露病区,选好体位,用闪火法,先在皮损两端拔罐,然后按带状分布将火罐依次拔在疱疹集簇处。火罐要求拔紧,松弛不紧者,重新吸拔。留罐 12 分钟,留罐期间出现水泡,不必介意,罐后破溃者外涂龙胆紫液,局部感染较重者撒氯霉素粉,不用其他药物,一般每日 1 次,直至痊愈为止。(张天文等,《中国针灸》,1986.2)

(3) 取病变相应部位的夹脊穴:病变在腰以上者加同侧合谷、曲池、外关,腰以下者加同侧太冲、侠溪、足三里,在三叉神经分布区者加听会、太阳、攒竹。

手法:均为泻法,每次留针 30 分钟。每 10 分钟行针 1 次。每日 2 次。症状控制后改为每日 1 次。针刺期间停用一切药物治疗。(汤端等,《中国针灸》,1981.3)

(四) 乳腺炎

本病是化脓性细菌进入乳腺引起的急性炎症。常因乳头皲裂、畸形、内陷和乳汁淤积而诱发。在哺乳期发生的名"外吹乳痈",在怀孕期发生的名"内吹乳痈"。其他不论男女老幼与哺乳无关而发生的名"不乳儿乳痈"。一般多发生于产后 1~2 个月以内的哺乳期妇女,以初产妇发病率较高。多由肝气郁结,胃热壅滞而成。初起乳房出现硬结、胀痛,乳汁不畅,全身可有恶寒发热,继则肿块增大,焮红剧痛,寒热不退,蕴酿成脓。

【治则】 疏肝清胃,通乳散结。

【组方】 肩井、膺窗、内关、梁丘、期门、足三里。

【方义】 本病乃胃热、肝郁所致。泻肩井、期门、内关能疏肝解郁,宽胸利气,清泻肝胆之火邪。肩井又是治乳痈经验要穴,对乳房肿块可化瘀消肿。膺窗、梁丘、足三里可降胃火,消阳明之结滞,膺窗为局部取穴,可通调局部气血。

上穴合用,有舒肝解郁,清胃火,化瘀消肿之功。

【刺灸】 诸穴均用泻法,留针 20 分钟,每日 1 次。

耳穴

取穴:胸、乳腺、内分泌、肾上腺。

文献选录

(1)取穴:肩井、期门、足三里、膻中、少泽。恶寒发热配大椎、曲池。

手法:刺肩井,针尖向后背斜刺 1 寸;期门,针尖向中线斜刺 1 寸;膻中,针尖先向下斜刺五分,捻转后针向上提,再斜向患乳侧进针 5 分,使麻胀感扩散至患乳;少泽针 1 分,出针时挤压针孔使出血 1 滴。诸穴均用泻法,留针 20 分钟,每日针刺 2 次,减轻后可每日针刺 1 次。除上法外,亦可只选用阿是穴,用电针治疗,电流强度以病人能耐受为度。留针 20 分钟,每日 2 次。酿脓期针刺时,应配合穿刺抽脓或切开排脓为妥。(《中医急症》,湖北科学技术出版社)

(2)取穴:少泽、商阳(三棱针点刺出血)、曲池、足三里(均双)、肩井、极泉(均患侧)、膻中。施透天凉手法,留针 40 分钟,中间重复手法 2 次。(《现代针灸医案选》,人民卫生出版社)

(3)取穴:膺窗、乳根、肩井、曲泽、上巨虚、太冲。用强刺激法针之,如已有化脓现象,应由外科早行切开术。(《中国针灸学》,人民卫生出版社)

(4)取穴:内关。

操作:找准内关穴,皮肤常规消毒,将毫针快速刺入,捻转到一定深度,得气后,反复捻转提插 2~4 次。在行针过程中,边行针,边令病人轻轻按压肿块,待到疼痛有所减轻时,留针10~15分钟。在留针过程中,反复运针3~4次,即可出针。病程短,全身症状明显者,一般采用强刺激(以患者能耐受为限),留针时间相对短些,运针每5分钟1次。病程长或全身症状较轻者,一般用中等刺激,留针时间可适当延长,10~15分钟运针1次。(张应勤,《中国针灸》,1986.3)

(5)主穴:附分、魄户、膏肓、神堂、譩譆。

配穴:大椎,陶道。

操作:令患者脱去上衣,取俯伏坐位,视其病灶部位选穴。如乳中型:膏肓、魄户、神堂。乳上型:膏肓、魄户、附分。乳下型:膏肓、神堂、譩譆。皆取患侧穴。定位后作常规消毒,用三棱针点刺,每穴放血3滴即可,每日1次。如有畏寒发热者刺大椎、陶道放血。放血后可自己热敷日2~3次。(许志新等,《中国针灸》,1981.2)

取穴:梁丘、太冲。

用泻法,得气后留针30分钟,每日针刺1次。(李栋林,《中国针灸》,1985.5)

取穴:患侧肩井穴。

操作:常规消毒后,以28号或30号2寸毫针直刺进针0.5~0.8寸,用泻法。快速捻转强刺激,不用提插手法,使患者肩部或胸部或上肢出现针感。持续行针3~5分钟即可出针,个别病情较重者,行针可延长10分钟,每日2次,直至痊愈。应掌握好进针深度,防止过深造成气胸。并注意晕针,一旦出现,即按常规处理。(高殿奎等,《中国针灸》,1985.1)

附1:乳腺增生

取穴:① 胸穴组:屋翳、膻中、足三里(双)。② 背穴组:肩井、天宗、肝俞(均双)。

加减:肝火型去足三里,加泄太冲;肝肾阴虚型兼补肾俞;月经不调加三阴交;胸闷加合谷;肩困加外关;气血亏损补足三里、气海。

方法:两组穴交替使用,每日1次。补虚泻实,留针20~30分钟,行针2~3次。10次为一疗程。(郭诚杰等,《中国针灸》,1982.3)

附2:缺乳症

取穴:足三里、乳根、膻中、少泽。

操作:患者取仰卧位,全身放松,首先取足三里(双),中等刺激,再取乳根

（双），沿皮下向乳房方向进针 1~1.5 寸，使针感向四处扩散，发胀。再取膻中穴，沿皮下向两侧乳房方向进针 1~1.5 寸，上穴各留针 15 分钟。再点刺少泽穴见血。针后让患者双手放平，由膻中向乳头方向按摩 5~10 分钟，以增加针效。（顾世贵等，《中国针灸》，1986.3）

取穴：少商、商阳、合谷。

手法：实症，针刺双侧少商、商阳出血。合谷不需出血，但应至腋下有虫蚁感。若气血亏虚所致缺乳者加乳根穴，采用平补平泻手法。（李曰顺等，《中国针灸》，1985.4）

附 3：回乳

取穴：光明、足临泣（双）。

手法：用泻法行针 20 分钟，每穴加艾灸 5 分钟。（李志华，《中国针灸》，1985.4）

（五）破伤风

本病多因外伤而中风邪，或伤愈或未愈即发寒发热，颜面肌肉痉挛，呈苦笑面容，牙关紧闭，舌强口噤，流涎；继则角弓反张，频频发作；后期说话、吞咽、呼吸俱感困难，甚则窒息。潜伏期一般 5~14 天。起初头痛汗多，全身无力，烦躁不安，伤口处抽痛，咀嚼时易感疲乏。发作时强直性痉挛，阵发性抽搐，头项强直，角弓反张等。

【治则】 调督脉，祛风镇痉。

【组方】 风府、大椎、筋缩、腰阳关、颊车、合谷、曲池、昆仑、申脉、太冲。

【方义】 邪毒多犯阳经，尤以督脉为甚，涉及诸阳，所以直取督脉及诸阳经之穴，义同治则。

【刺灸】 原则上多针、重泻、久留（尽量采用 26 号针或 28 号针）。

【加减】 根据体位，承山、外关、后溪、风市、阳陵泉等穴均可取用。

耳穴

取穴：神门、脑干、交感。

文献选录

取穴：大椎、身柱、风池、上关、下关、颊车、合谷、曲池、阳陵泉、太冲。

操作：得气后留针30分钟~1小时。每天1次,10次为一疗程。(高琪瑜,《中国针灸》,1985.1)

按：破伤风常在创口愈合时,始现症状,但见口噤阵发,即不要放松治疗,据各地报道经验,留针12~48小时,取粗针重泻,要持续捻转施泻,待症状逐渐缓解时,可逐步减少穴位,手法也逐渐改用轻泻,最后可施平补平泻。小儿脐风亦属破伤风,可参照上方治疗。

(六) 急性阑尾炎

本病多由于阑尾腔梗阻或细菌感染引起。是临床常见的急腹症之一。饮食不节,暴饮暴食,饮食生冷,损伤脾胃,以致胃肠气血凝滞,湿热内生;或因劳倦过度,急行奔走,以致肠道传化不利,气血停滞。久则肠腑化热而成痈,继则转移至右下腹部持续性疼痛,局部压痛,拒按或反跳痛,右腿屈而难伸,并有发热恶寒、恶心呕吐、便秘、尿黄等症状。

【治则】 清肠胃热毒,散瘀消肿。

【组方】 天枢、曲池、足三里、上巨虚。

【方义】 据《内经》"合治内府"的原则,取手足阳明之合穴曲池、足三里以疏导经气,泄热存阴。天枢为大肠经募穴,刺之以宣通肠腑之气,上巨虚系阳明之下合穴,靠近奇穴"阑尾点",为治疗阑尾炎的经验穴。按上穴重刺,具有活血化瘀,消肿止痛之功。

【刺灸】 上穴均施泻法,久留针,日1~2次。

【加减】 腹痛发热加合谷、内庭,心烦不安加大陵,呕吐加内关;便秘加大肠俞、次髎、丰隆以通便。

耳穴

取穴：交感、大肠、阑尾、神门。

文献选录

(1) 取穴：阑尾穴、足三里、关元、天枢、阿是穴(压痛点边缘取3~4穴)。

加减：发热配曲池、合谷、尺泽,恶心呕吐配内关、中脘,便秘配大肠俞、支沟。

手法：毫针刺用泻法,提插捻转手法持续行针,至疼痛减轻或消失后,再留针1~2小时,一般每10~20分钟行针1次。在留针期间,若腹痛复发加剧,应随时采用手法行针,或应用电针。重者可一日2~3次,轻者针刺每日1次。(《中医急症》,湖北科学技术出版社)

（2）取穴：天枢、上巨虚、内关、曲池。

天枢(双侧。针尖斜向下腹痛区),得气后多捻不提插,待针感向下腹痛区扩散后,则刺上巨虚(有针感后针尖转向上,循逆时针方向捻转,使针感向大腿及腹部扩散)。可同时用提插操作法,增强针感。继取内关、曲池,各穴均接电针仪"疏密波"通电,腹痛缓解后,留针2小时。(《现代针灸医案选》,人民卫生出版社)

（3）取穴：血海、委中、阴陵泉、地机、三阴交、行间、天井、曲池、合谷。

用强刺激。(《中国针灸学》,人民卫生出版社)

（4）主穴：阑尾穴(患阑尾炎时此点多出现压痛)。

配穴：右天枢、右足三里。

针法：进针3厘米,行雀啄法后,接通电针仪,在能耐受情况下,留针30分钟。每隔8~24小时针1次。(夏育春,《中国针灸》,1982.3)

（5）取穴：足三里、上巨虚、阑尾穴。若发热加合谷、曲池。

方法：采用28号1.5寸毫针,快速针入穴内,得气后,用捻转提插的泻法行针2~3分钟,即出针。开始每隔6小时针刺1次。病情控制后,每隔12小时针刺1次,巩固疗效时每24小时针刺1次。(王泽法,《中国针灸》,1984.3)

（6）依次取穴、治疗如下

1）天井穴：针刺找到明显针感后,以平补平泻手法,提插12次,尔后向左捻转12次,再向右捻转12次,最后轻轻提插12次。

2）艾灸天井穴上1.5寸处共10壮(双)。

3）大肠俞：进针取得针感后,左侧穴朝反时针方向捻转30次,重提插40次,出针后不按针孔。右侧穴进针取得针感后按顺时针方向捻转30次,重提插40次,出针不按针孔。

4）尾骨尖穴：取穴体位,屈体呈90°角俯于床缘取之。针沿尾骨尖缘刺入,针尖朝患者脐孔。取得针感后,逆时针方向捻转30次,重提插40次,出针

后,不闭针孔。每日针灸两次,用 28 号 1.5 寸毫针。(张伟,《中国针灸》,1986.2)

（七）急性肠梗阻

肠腔内容物不能顺利通过肠道,称为肠梗阻。临床表现为阵发性腹痛、呕吐,甚则呕吐胆汁和粪水,腹胀,可见肠型,无排气和排便。因其梗阻部位和性质不同,临床表现也不尽相同。本病多因饮食不节,寒邪凝滞,热邪郁闭,湿邪中阻,瘀血留滞,燥屎内结或蛔虫聚闭等因素,使肠道气血痞结,通降失调而发病。X 线检查,可见多个梯阶液平改变。

【治则】 通里攻下、行气止痛。

【组方】 足三里、上巨虚、曲池、合谷、天枢、内庭。

【方义】 本着"合治内府"的原则,故取手足阳明经合穴曲池、足三里以及大肠下合穴上巨虚以疏导气机、通里攻下;合谷、内庭以清手足阳明经之郁热,并能行气止痛;天枢为大肠经募穴,用以宣气下行。

【刺灸】 上穴均用泻法,留针 20~30 分钟,必要时每日 2~3 次,至大便通畅为度。

【加减】 呕吐加内关,腹痛加大横,小腹痛加气海、关元。

耳穴

取穴:神门、胃、大小肠、交感。

文献选录

（1）主穴:中脘、天枢、足三里、合谷、内庭。

加减:呕吐重者加上脘、内关,腹胀重者加关元、气海、次髎、大肠俞,发热者加曲池;上腹痛加内关、章门,小腹痛加气海、关元,肠麻痹加足三里。(《针灸研究进展》,人民卫生出版社)

（2）耳穴取穴:交感、大小肠、皮质下和腹部等点。(《针灸研究进展》,人民卫生出版社)

按:针刺主要适宜于非手术治疗的单纯性机械性肠梗阻和不完全性肠梗阻,以及肠麻痹性肠梗阻。(如绞窄性肠梗阻、肠坏死而有弥漫性腹膜炎的其他肠梗阻,以及中毒性肠麻痹等,均需手术及早治疗)。

（八）落枕

落枕，又称颈部伤筋，多因感受风寒之邪，或睡眠时姿势不当所致，本病多在早晨起床后发现一侧项背发生牵拉痛，颈项活动受限，头、颈部偏向健侧，头向后仰不适，甚则疼痛向双侧肩臂部扩散。

【治则】 疏导督脉，祛风散寒。

【组方】 风池、天柱、后溪、绝骨、落枕。

【方义】 风池、天柱为局部取穴，可疏散风寒；后溪乃手太阳小肠经腧穴，亦是八脉交会穴，可疏利督脉经气；绝骨乃足少阳胆经穴，胆经经脉行于颈、项两侧，取此疏导气机，解痉止痛；落枕为治疗本病的验穴。上穴合用具有疏导经脉、活络止痛的作用。

【刺灸】 上穴均用泻法。落枕穴可留针 30 分钟，每 10 分钟行针 1 次，同时令患者活动颈部，以痛减或消失为度。

【加减】 项痛不能前后俯仰，可配昆仑、列缺；不能左右回顾可加支正，以疏导太阳经气。

耳穴

取穴：枕、神门、颈、交感。

文献选录

（1）取穴：悬钟。

侧卧位，患侧向上，先针刺患侧悬钟，针尖向上斜刺，用泻法，针感最好向上传导。然后在患部或压痛点上拔火罐 1~3 罐，负压要适当，以局部皮肤瘀血呈紫红色为宜，每次 20 分钟。在留针过程中，每隔 5 分钟，捻针 1 次，以加强刺激。出针时摇大针孔，边摇边出，不按其孔。每天 1 次。（叶爱仁，《中国针灸》，1984.2）

（2）取穴：风池、天柱、肩中俞、外关、后溪。

寒邪重者加大椎；风邪重者加风府；头不能后仰者加承浆；头不能前屈者加人中；疼痛严重扩散引肩背部者加天髎、肩髃；兼见头痛、身寒、发热或咳嗽鼻塞，脉浮者，可酌加上星、太阳、合谷、列缺、外关等穴。以解表清热，宣肺止咳。选穴以少而精为原则。每次取 2~3 穴，最好局部与循经配合应用。一般用泻法，年老体弱者用补法或平补平泻法。每次留针 10~15 分钟。多在起针

后再行拔罐。多用风门、肺俞诸穴。(李延芳,《中国针灸》,1984.4)

取穴:后溪(双)

操作:穴位局部常规消毒,直刺 0.3~0.5 寸深,强刺。得气后用 626 治疗机接通脉冲直流电,频率 40~50 次/分钟,强度以患者能耐受为度,留针 15~20 分钟。(马辉明,《中国针灸》,1984.5)

在后溪穴部常规消毒后,直刺深 0.8 寸左右,得气后用泻法捻转 1~3 分钟。同时令患者做左右摇头动作,待患者自觉颈项转动轻松,疼痛有所减轻或直至消失时,徐徐退针,不按针孔。一般针刺一侧穴位 1~2 次即可见效。(杨富华,《中国针灸》,1985.3)

(九)腓肠肌痉挛

本病多由于登山、游泳、久立、长途步行而致腓肠肌过度疲劳,或因贫血、糖尿病、急性胃肠炎(霍乱)脱水,脚气感染等继发所致。起病多突然急性发作,其主要症状为腓肠肌呈强直性痉挛而疼痛,下肢伸屈转动均感困难。

【治则】 舒筋活血,解痉止痛。

【组方】 委中、承山。

【方义】 委中乃足太阳经之合穴,取之有疏导足太阳膀胱经经气之功,故活血止疼;承山为局部取穴,也是治疗腓肠肌痉挛之要穴,二穴共用具有良好的活血、解痉、止痛作用。

【刺灸】 均用泻法,承山针后加灸。每日 1~2 次,留针 20 分钟。

【加减】 呕吐、腹泻者加内关、中脘、足三里,单刺不留针;下肢伸屈困难者,加阳陵泉。

耳穴

取穴:神门、交感、相应部位。

文献选录

承山、昆仑,中刺激,每日 1 次。(《中国针灸学》,人民卫生出版社)

(十)急性腰扭伤

急性腰扭伤,多因活动不慎,或因抬举搬运重物,突然闪扭腰骶部肌筋所致。受伤时,病人有腰部突然"炸裂"或"闪断"的感觉,随即发生疼痛。重者疼痛剧烈而不能继续活动,甚至不能弯腰和转动身体。局部有明显固定的扭痛点,脊柱侧弯,腰肌痉挛,咳嗽时疼痛加剧。

【治则】 通调督脉,舒筋通络。

【组方】 人中、后溪。

【方义】 人中为督脉要穴,后溪乃八脉交会穴之一,通于督脉,可疏通督脉气也,二穴合用对急性腰痛有捷效。

【刺灸】 人中斜向上重刺,后溪直刺,平补平泻,留针 20～30 分钟,在留针时间边行针,边令病人转腰活动。待疼痛减轻或消失后再出针。

【加减】 一次未愈者,再针可加肾俞、腰阳关、委中,均施泻法。

耳穴

取穴: 神门、交感、腰脊。

文献选录

(1) 取穴: 肾俞、命门、大肠俞、委中、攒竹。

上穴均用泻法,一般不灸。(《中医急症》,湖北科学技术出版社)

(2) 手针: 腰痛点(在手背,指总伸肌腱的两侧,腕背横纹下 1 寸处,一手两穴)。

(3) 在上唇系带上找出米粒大小的小白点(在督脉龈交穴上,上唇系带端部,门齿稍上方),用针刺破出血。(《中医急症实用手册》,广西人民出版社)

(4) 取穴: 上郄穴(在第二三指掌关节之间)。

刺法: 病人采取坐位或立位。被针刺的手要握空拳,掌心向下。局部常规消毒,选用 28 号 2 寸毫针,向掌心方向刺入 1～1.5 寸深,行捻转补泻手法。

待有针感后,再根据病人的耐受程度给予不同的刺激量。留针 20 分钟,在留针期间,让病人作俯仰转侧,踢腿下蹲等活动,以患部出汗为度。(赵万成等,《中国针灸》,1986.2)

(5) 取穴: 天柱。

操作: 患者端坐垂首,医者用左手拇食二指在双天柱穴上稍作点按,常规消毒后,右手将针迅速次第刺进两穴各 0.5～1 寸深,不作提插捻转手法,留针 10～15 分钟。

注意：进针后，多数患者很快感觉腰部舒适轻松。此时可嘱患者活动腰部，范围由小到大，待功能恢复后起针（如针刺后局部疼痛可能刺到血管，需要改变针刺方向）。（何周智，《中国针灸》，1982.3）

（6）取穴：秩边穴（第四骶椎棘突旁开①3寸），用长针（8号4寸针最好）刺入穴位，稍向内斜刺约3.5寸深，提插6~7下即可出针。出针时用酒精棉球压迫穴位片刻，以防出血。（李复峰，《中国针灸》，1981.3）

（7）取穴：印堂穴。

病人取坐位或立位，穴位常规消毒后，医生用左手拇食指将患者皮肤（印堂穴）捏起，右手持1.5寸毫针快速向鼻尖方向刺入，进针1寸左右，待有针感后，行强刺激1分钟（以病人能忍受为度），再留针15分钟。留针期间嘱病人做腰部左右旋转，前俯后仰及下蹲等动作。亦可以小跑步，使身上出汗，效果更好。在留针期间每分钟行针1次，不少患者1次可治愈。（张玉春，《中国针灸》，1984.2）

附：急性腰背痛

取穴：攒竹。

常规消毒后，让患者活动腰背，达到出现最痛的受限制姿势时，用毫针刺入穴内1~2分（至骨），当有酸胀感觉再反复提插（提时针尖不出皮肤）3~5分，要求流出眼泪，再留20~30分钟。留针期间，仍让患者活动腰背，左右旋转，根据患者疼痛的情况，每10分钟反复提插1~2分钟，加强针感，每日针1次。6次为一疗程，要坚持针完6次，以求疗效巩固。（高立山，《中国针灸》，1982.3）

（十一）肠疝

本病的特点是小腹痛引睾丸，或睾丸肿痛，其发病与任脉、足厥阴肝经有关。从病因上分为寒疝，湿热疝和狐疝三种。

1. 寒疝

症见阴囊冷痛，睾丸坚硬拘急控引小腹，舌苔薄白、脉象沉细。

---

① 开：原为"升"，据文义改。

【治则】　温经散寒,缓急止痛。

【组方】　关元、三阴交、大敦。

【方义】　疝乃任脉之病,故取关元;足厥阴经脉绕阴器故取大敦;二穴均为治疝气之要穴、验穴,灸之可温经散寒。取三阴交乃足三阴经之会穴,以疏通三阴经之经气,缓急止痛。

【刺灸】　上穴均用平补平泻法,关元、大敦针后加灸。

2. 湿热疝

症见阴囊肿大并有热感,睾丸胀痛,或伴有恶寒发热、小便黄短、大便秘结、舌苔黄腻、脉象弦数。

【治则】　分利湿热,消肿止痛。

【组方】　关元、归来、太冲、三阴交、阴陵泉。

【方义】　关元与太冲相配,可疏泄足厥阴经和任脉经气的郁热;阳明合于宗筋,故取归来为佐;三阴交、阴陵泉可分利湿热,上穴相配,可起清热利湿、消肿止痛之功。

【刺灸】　上穴均用泻法。

3. 狐疝(小肠疝)

症见小腹"气冲"穴部位与阴囊牵连胀痛,立则下坠,卧则入腹,久之形成阴囊偏大(偏坠)。

【治则】　培补元气,疏经止痛。

【组方】　关元、气海、大敦。

【方义】　关元为三焦之气所出,气海乃元气之根本,二穴共灸可培元补气,大敦治疝之要穴,刺之可止痛提疝,共用乃起益气治疝止痛的作用。

【刺灸】　先刺大敦不留针,而后三穴同时施灸。

耳穴

取穴:外生殖器(睾丸)、肝、少腹、内分泌。

文献选录

(1)取穴:手三里、合谷、曲泉、三阴交、中封、大敦。用强刺激,日针1次。(《中国针灸学》,人民卫生出版社)

(2)取穴:大敦(双)。针后加灸。配以关元(灸)、神阙(灸)、血海(针)。

注意:患疝时间短、症状轻者,针刺大敦穴即可。学龄儿童可留针,小儿不留针。患疝时间长,兼有寒证,或瘀血疼痛者,加灸关元、神阙,日数次,每次10~15分钟。瘀血实证明显者加针血海。(廉秀臻等,《中国针灸》,1986.2)

按:疝气在急性发作时,用针灸缓解症状效果良好,如发作较频,回纳困难,出现绞窄疝时,要转外科手术治疗。

附:箝闭性疝

取穴:患侧大敦。

手法:捻转进针,平补平泻。得气后,留针并加艾条灸,直至被箝塞物还纳为止。

在针灸的同时,用手在被箝塞物上轻轻按摩,帮助还纳。必要时肌注阿托品以缓解肠痉挛或肌注鲁米那以镇静。(应浩,《中国针灸》,1982.4)

(十二)痔疮急性发作

痔疮,是肛管部的血管发生曲张和充血而形成一个或数个痔核。如因内痔嵌顿,多突然发作。症见:内痔脱出,肛管外翻,肛缘水肿,复位困难,疼痛剧烈。痔核内瘀血,久则痔核坏死病情加重。

【治则】 疏导经络、清热化瘀。

【组方】 次髎、长强、承山、二白。

【方义】 次髎、承山以疏导膀胱经气,活血化瘀,长强为局部取穴行督脉之气血;二白为治痔疮的经验穴。上穴合用可化瘀、消痔。

【刺灸】 上穴均用泻法。次髎、承山深刺,长强可点刺出血。

耳穴

取穴:大肠、肺、皮质下,相应区。

文献选录

(1)取穴:长强、承山、百会。

强刺激后,留针15分钟。(《中医急症》,湖北科学技术出版社)

(2)挑治法:取中髎、下髎、长强。

操作方法:嘱患者反坐在靠椅上,选好穴位,一般首选一侧的下髎穴,次选中髎,按常规消毒,局麻(2%普鲁卡因0.2~0.5毫升),医者用左手拇食两指,捏起皮肤,右手持特制锋针(两面锐、一面钝)与经络循行呈横行,挑破皮肤0.5厘米,需用其锋针的平钝面沿口向下挑至0.5～1.0厘米左右的深度,将皮下脂肪挑断,挑出乳白色纤维样物,医者以挑口下面基本无阻碍物为止,后用2%碘酒棉球压迫消毒,放无菌干燥棉球用胶布固定即可。同时长强穴用1.5寸巨针快刺不留针,7天后进行第二疗程。(《现代针灸医案选》,人民卫生出版社)

三、妇　　科

(一)痛经

痛经是一种自觉症状,是指在行经期间或行经前后小腹及腰部疼痛而言,甚者剧痛难忍。本病分为实证和虚证两种。

1. 实证

有血瘀和气滞的不同。血瘀者经行不畅,腹痛拒按,经色紫多夹血块,血块下后痛即稍缓解,气滞者胀甚于痛,胸闷泛恶,胀连胸胁,易怒气盛,脉象多弦。

【治则】 行气活血、通经止痛。

【组方】 中极、血海、三阴交、次髎。

【方义】 中极属任脉,任主胞胎,任督冲一源三歧,取之能调冲任,理胞宫,通经止痛;血海活血祛瘀,擅治妇科经血诸证;三阴交调理三阴经气,行气活血,引血下行,以通经止痛;次髎为治痛经的经验穴。上穴合用,有通经止痛之效。

【刺灸】 上穴均施泻法,每日1～2次。

【加减】 气滞者加合谷、太冲,疏肝解郁,行气导滞。血瘀者加中极、行间,通经活血,破瘀止痛。

2. 虚证

小腹疼痛多在经净后,绵绵不休,喜按,得暖则痛减,经色淡、质清稀,伴有腰酸肢倦、纳食不甘、头晕心悸,舌质淡,脉象细弱无力。

【治则】 调补气血,温养冲任。

【组方】 关元、肾俞、命门、足三里、归来。

【方义】 关元乃任脉经穴,灸之可暖下焦,而温养冲任;足三里、归来健脾和胃,益气和血;命门属督脉,取之以补真阳;肾俞灸之可温补肾阳而助肾气。上穴合用可调冲任,益气血,通经止痛。

【刺灸】 诸穴均用补法,关元、肾俞针后加灸,每日 1 次,留针 15 分钟。

【加减】 气虚者加气海(灸)、地机,血虚者加脾俞、三阴交。

耳穴

取穴:肾、内分泌、子宫、神门。

文献选录

(1) 取穴:关元、三阴交、腹结。

气滞血瘀配气海、行间,虚寒痛配足三里、肾俞。

手法:用毫针刺,以补虚泻实,虚寒痛者可针后加灸关元、足三里。一般均采用留针15~30分钟,其间行针3~4次。(《中医急症》,湖北科学技术出版社)

(2) 取穴:右合谷配左三阴交。平补平泻,留针15分钟。疼痛解除取针。

按:因左边主血,右侧主气。右合谷配左三阴交可补气和血,而寒自散。合谷为手阳明之原穴,阳明为多气多血之腑,三阴交属足太阴脾经主血分,故二穴相配可调和气血,通经止痛。(《现代针灸医案选》,广西卫生出版社)

(3) 取穴:关元、中极、大巨、水道、血海、三阴交。

用艾条灸治,或用中刺激之针治,及留针法。于每月月经来前四五日开始间日针治,至月经将终时,针4~5次。至下次经期前,复照上穴针治4~5次,至第三个月往往不再有疼痛等症状,仍再针治3~4次,月经即照常。(《中国针灸学》,人民卫生出版社)

(4) 痛经选穴如下

1) 气滞血瘀型:中极、三阴交、血海。

2) 寒湿凝滞型:命门、带脉、关元。

3) 气血两虚型:足三里、气海、关元。

4) 肝肾亏损型:肾俞、关元、太冲。

操作:取平坐或卧位,局部消毒,用28~30号2寸毫针,垂直快速进针达皮下,然后按以下各穴不同的方向(↑向上,↓向下)平刺进针达1.5寸,留针30分钟,快速拔针。每日3次,7天为一疗程。各穴的进针方向是:中极↓,三阴交(双)↑,血海(双)↑,肾俞(双)↓,带脉(双)↓,命门↓,关元↓,足三里(双)↑,太冲(双)↑。

均取微刺激,不求酸麻胀针感。以症状改变情况,确定是否得气,一般以针时疼痛停止者为得气好。(陈俊鸿等,《中国针灸》,1985.2)

(二) 月经过多

月经周期正常,但排经量增加,超过正常称为"月经过多",亦称"经水过多"本病多因气虚或血热所致。

1. 气虚

经量增多,色淡清稀,面色㿠白,心悸气短,小腹重坠。舌质淡,苔薄润,脉虚弱无力。

【治则】 健脾统血。

【组方】 关元、隐白、三阴交、脾俞、足三里。

【方义】 关元乃足三阴、冲任之会穴,可以调补冲任之经气;脾俞、足三里健脾益气,固摄统血。三阴交为治疗妇科病的要穴,隐白乃脾经之井穴,为治妇女血分病常用穴。

【刺灸】 关元、隐白针后可加艾条灸15分钟,余穴均用补法,留针10~15分钟。

2. 血热

症见经来量多,色紫暗有血块,腰腹胀痛,心烦口渴,小便黄少,大便秘结。苦质红,苔薄黄,脉滑数。

【治则】 清热凉血。

【组方】 地机、血海、水泉、三阴交,肝俞、行间。

【方义】 取地机、血海以和营清热而调胞宫;配水泉可泄血中之热,以止血热之妄行;行间乃肝经之荥穴,配肝俞以疏肝利气、清热、调经;三阴交乃足三阴经之交会穴,可清热统血。上穴合用以清营解热而调经血。

【刺灸】 诸穴均用泻法。禁灸。

耳穴

取穴:子宫、交感、内分泌、脾。

文献选录

取穴：地机、血海、三阴交、行间、肝俞。

施以疾徐补泻法，留针 20 分钟，隔日 1 次。（《现代针灸医案选》，人民卫生出版社）

（三）妊娠恶阻

妊娠初期，恶心呕吐、头晕胸闷，恶闻食味，或食入即吐称为恶阻。本病为妊娠期常见疾患，严重时可使孕妇消瘦或诱发其他疾患。胃气不降，冲脉之气上逆是本病主因。临床上将其分为肝胃不和与脾胃虚弱两种。

1. 肝胃不和

症见妊娠初期，呕吐酸水或苦水，脘腹胁痛，嗳气叹息，头胀而晕，烦渴口苦，舌苔微黄，脉象弦滑。

【治则】 疏肝和胃，降逆止呕。

【组方】 期门、内关、太冲、丰隆。

【方义】 期门乃肝之募穴，取之疏肝理气；内关、太冲可调脾胃与阳维、冲脉之气，降逆止呕；丰隆乃足阳明经络穴，具有和胃降逆利湿除痰之功。上方有疏肝和胃、降逆止呕之功效。

【刺灸】 上穴均用平补平泻法，每日 1~2 次。

2. 脾胃虚弱

多在妊娠 2~3 月期间，脘腹胀闷，呕恶不食或食入即吐，全身无力，嗜睡，头晕，舌淡苔白，脉滑而无力。

【治则】 健脾和胃，降逆止呕。

【组方】 中脘、足三里、公孙、内关。

【方义】 中脘、足三里健脾化湿和胃，公孙、内关系八法相配，有降逆止呕之功效。上穴组方可和中益气，降逆止呕。

【刺灸】 上穴均用平补平泻，每日 1 次，每次留针 20 分钟。

耳穴

取穴：神门、胃、交感、枕。

文献选录

取穴：内关,公孙、中脘、足三里、脾俞、胃俞。

操作：用毫针刺之。(《现代针灸医案选》,人民卫生出版社)

(四) 子痫

妊娠六、七月或正值分娩时,或分娩后三天内,忽然眩晕,不省人事,四肢抽搐,牙关紧闭,双目直视,口吐白沫,少时自醒,反复发作称为子痫。本病发作前多有先兆,如水肿、蛋白尿、高血压,并见头痛头晕,视物模糊,胸闷恶心,四肢颤动等症。

子痫发作时应作紧急处理,抽搐缓解后再针对病因进行治疗。

【治则】 平肝熄风,醒神镇痉。

【组方】 合谷、太冲、百会、人中、颊车。

【方义】 合谷配太冲(四关穴)能平肝熄风,百会、人中醒神镇痉,颊车祛风开闭。

【刺灸】 上穴均用泻法。

【加减】 高血压者加曲池、足三里,头痛、头晕加风池,胸闷恶心加中脘、内关,视物模糊加太阳。

耳穴

取穴：神门,皮质下、心、脑干。

文献选录

牙关紧闭,针刺颊车、合谷;牙关开后,立即用纱布或干净布包裹压舌板或筷子,插入病者上下门齿之间,以防咬伤舌头,并保持呼吸道通畅;昏迷,针刺人中、百会、风池、涌泉;抽搐,针刺曲池、合谷、承山、太冲。(《中医急症实用手册》,广西人民出版社)

(五) 胎位不正

妊娠30周后,胎儿在子宫内的位置不正,此为胎位不正。本症多见于经产妇或腹壁过于松弛的孕妇。一般孕妇多无自觉症状。要经产科检查后,才能明确诊断。临床多见臀位、横位。

【治则】 顺胎气,正胎位。

【组方】 至阴。

【方义】 至阴乃足太阳膀胱经之井穴,膀胱与足少阴肾相表里,是州都之官,为壬水之府,故灸其所出之井,可振奋阳气,促进生化功能,有利于顺理胎气。

【刺灸】 操作时需解松腰带,坐在靠背椅上,或仰卧床上,以艾条灸两侧至阴穴 15~20 分钟。每天 1~2 次,至胎位转正为止。

文献选录

施灸时,患者取屈膝仰卧位。术者取艾绒用手指捏成三角形的坚实艾炷,每炷约重 0.04 克,置于双侧至阴穴位上点燃,待其将熄灭时,用镊子移去艾灰,再取艾绒一炷复燃,每燃完一炷为一壮。施灸时局部有灼热感属正常现象。若能起小水泡效果更佳。灸后涂少许油膏,切勿挤破。

妊娠 35 周以下者每周 1 次,每次 3~5 壮,连续 4 次为一疗程,36 周以上者每周 2 次,每次 9 壮,连续 4 次为一疗程。(福建省龙岩地区第一医院针灸科,《中国针灸》,1981.3)

按:灸至阴纠正胎位,各地均有报道,效果确佳。但因骨盆狭窄,子宫畸形等引起,则应请妇科作适当处理。

(六) 子宫外孕

本病为受精卵着床于子宫腔以外的组织,如输卵管、卵巢阔韧带、腹腔等,是妇科中一种急重疾病。本病有 95% 发生在输卵管,其临床特点多为突然发作,一侧少腹剧痛、肛门坠感,检查腹部有明显扭痛及反跳痛,并可有移动性浊音,时现休克症状。脉细数无力,血压下降,阴道有少量出血,伴有进行性贫血,阴道后穹窿穿刺可抽出不凝结的陈旧血液。有停经史及妊娠体征,一般妇科不难诊断。针灸主要适用于急性休克期。

【治则】 醒神苏厥。

【组方】 人中、内关、足三里、涌泉、神阙。

【方义】 人中可开清窍而醒神;内关通于阴维,阴维脉行于腹里可宽胸利膈止疼;涌泉乃足少阴肾经井穴,有开窍苏厥之功;足三里、神阙益气固脱。

【刺灸】 人中、内关、涌泉均用平补平泻法,足三里用补法,神阙隔盐重灸以知为度。

【加减】 血压低者加素髎。

耳穴

取穴：神门、子宫、心、皮质下、腹。

文献选录

主穴：涌泉(粗针强刺激)、足三里(较长时间留针并捻转)。

备穴：内关、人中、百会(灸)。(《中医急症实用手册》,广西人民出版社)

(七) 难产

自分娩开始至宫口完全开张为第一产程,在此期间如果子宫收缩不能逐渐增强,使第一产程延长,称为滞产。本病多因初产妇精神紧张,或临盆过早,致胞浆早破,下血过多;或素体虚弱,气血亏损所致。证见临产时浆水已下,阵痛减弱,致使胎儿不能娩出。

【治则】 补气、调血、催产。

【组方】 三阴交、合谷、至阴、独阴。

【方义】 三阴交为足太阴脾经与足厥阴、少阴交会穴,属血;合谷乃手阳明大肠经原穴,属气;补合谷泻三阴交,有补气调血下胎的作用;至阴乃足太阳膀胱经井穴,独阴为奇穴,均为催产、引产之经验穴。组方合用可奏催生、引产之功。

【刺灸】 合谷用补法,三阴交用泻法,至阴、独阴平补平泻,针后加灸。

耳穴

取穴：子宫、皮质下。

文献选录

(1) 合谷、太冲、至阴、三阴交。四穴均用双侧。除至阴施灸外,其余三穴均捻转进针平补平泻,留针20分钟。(《现代针灸医案选》,人民卫生出版社)

(2) 组方：① 远道取穴：合谷、三阴交、足三里。② 局部取穴：秩边,或用曲骨、横骨。③ 远近结合取穴：秩边、合谷、三阴交。

辨证配穴：肝阳上亢、血压偏高加太冲;脾胃气虚、饮食不进加中脘、足三里;膀胱气阻、小便不利加阴陵泉;如加强局部穴位作用亦可选用次髎等穴。

针灸手法:补合谷用中等刺激,泻三阴交用强刺激,针感向上放散为宜。秩边须用26~28号3~4寸长针,约刺入2.5寸,不得超过3寸深。运用捻转泻法,使针感达到生殖器或整个小腹。上穴均用间歇运针,留针20~30分钟,最长留1小时。主穴或用G6805型电针仪疏密波,以加强刺激。催产一般仅用1次,引产每日针2次,连续3天为一疗程。(虞孝贞等,《中国针灸》,1981.1)

(3)用30号0.5寸毫针刺入耳穴子宫、下腹、腰椎、皮质下、交感5穴,任取一侧。每3分钟左右捻针1次,直至胎儿娩出。(张耕田,《中国针灸》,1984.4)

(八) 产后血晕

本病由于产后气血两虚,精神外越,心无所养,血不归经,气虚欲脱,血不摄固所致。证见:产后突然头晕眼花,不能起坐,或泛恶,欲吐,甚至昏厥不省人事。

【治则】 益气养血,调补肝脾。

【组方】 神门、足三里、血海、行间。

【方义】 神门以养心安神;足三里、血海健脾益气,可加强脾统血的功能;行间乃足厥阴肝经的荥穴,取之有助肝藏血的作用。上穴组方能益气养血,醒神止厥。

【刺灸】 神门、足三里、血海均用补法,行间用泻法,留针20分钟,每日1次。

【加减】 头晕加百会,恶心加内关,昏厥不省人事加人中。

耳穴

取穴:神门、心、皮质下、内分泌。

文献选录

取穴:血海、行间。

先以2寸毫针刺血海,捻转徐徐进针,留针15分钟,达到补脾作用,再以1寸圆利针刺行间,不留针,达到泻肝作用。(《现代针灸医案选》,人民卫生出版社)

（九）产后尿潴留

本病多因产后气虚,肾气不足所致。证见产后小便闭塞不通,并有小腹胀满,腰酸烦躁不适。

【治则】 益气补肾,化气行水。

【组方】 中极、肾俞、阴陵泉。

【方义】 中极膀胱之募穴,取之以行气通小便,肾俞补肾,可增强膀胱气化;阴陵泉系足太阴脾经合穴,取之益气健脾,共用组方可补肾益气而通利小便。

【刺灸】 先刺肾俞,用补法不留针,再刺中极、阴陵泉均用平补平泻,中极穴针感稍强,使其放散至会阴部。留针 20 分钟。

耳穴

取穴:膀胱、交感、神门、内分泌。

文献选录

（1）取穴:中极、三阴交。

少腹胀急者加气海,欲溲不得加三焦俞,尿时无力或少腹胀而无尿意者加肾俞。

操作:手法采取捻转提插,针中极穴针尖要向会阴方向,使针感直达会阴。针三阴交要斜向上,使针感传导至大腿内上侧,若至小腹则效果更佳。

出现针感后,留针 30 分钟。针后 2~4 小时内不能自行小便者,可针第二次,一日可针 2 次。(何莲英等,《中国针灸》,1983.5)

（2）取穴:中极、归来（双）、曲骨为主穴。三阴交（双）、阳陵泉（双）为配穴。

腹胀者加足三里（双）,插导尿管停留时间较长或尿道水肿者加太冲（双）。

操作:仰卧,常规消毒,以毫针刺入中极、归来、曲骨 1~1.5 寸,得气后,行快速捻转（泻法）,持续 15 分钟,使针感放射至会阴部,能引起尿急感即为中病。然后留 15~20 分钟,中间行针 1~2 次。对阳陵泉、足三里、三阴交宜深刺行捻转提插（泻法）,要求针感达到足趾为好。(胡月樵,《中国针灸》,1984.4)

四、儿　科

（一）急惊风

急惊风是小儿最常见的一种危重病候,属儿科四大重症(痘、麻、惊、疳)之一。多突然发病,四肢抽搐,口噤,角弓反张。多见于3周岁以下的小儿。各种热病、急性传染病、脑炎、脑脊髓膜炎等均可出现。因小儿脏腑娇嫩,形气未充,为稚阴稚阳,故感受外邪后,易从热化,热极则生风。再者,食滞、痰郁也可化火,火盛生痰生风,也是造成急惊风的病因之一。

【治则】　清热开窍,镇惊熄风。

【组方】　印堂、人中、合谷、太冲,十宣。

【方义】　印堂系经外奇穴,位于督脉,有镇惊清热祛风之功,合人中镇惊作用更强。并能醒脑开窍。合谷、太冲清热熄风,为治惊风之常用穴。十宣点刺出血,可泄诸经之热,具有退热镇惊之功效。

【刺灸】　十宣以小三棱针点刺出血。其他穴位均浅刺施泻法。

【加减】　高热加大椎、曲池,解表退热;痰盛加丰隆,降浊化痰;抽搐加曲池、阳陵泉、昆仑以解痉;食积加天枢、足三里以消积化滞。

耳穴

取穴:交感、神门、皮质下、心、脑点。

文献选录

(1)高热:中冲或十宣放血,曲池、大椎。抽搐:合谷、内关、委中、承山、太冲、涌泉。牙关紧闭:下关、颊车。昏迷:人中。痰鸣:丰隆。(《中医急症手册》,广西人民出版社)

(2)治本清热熄风为主。取穴:百会、大椎、涌泉、内庭、后溪、申脉、尺泽(放血数滴)、十宣出血、脑静、太冲(重泻)。(《现代针灸医案选》,人民卫生出版社)

(3)主穴:十宣、十足趾、百会、印堂、大椎、地仓、迎香、攒竹(上穴均点刺出血)、曲池、合谷。均泄。

配穴:痰浊神蒙:劳宫、丰隆。口噤项强,哭不出声:风府、哑门、廉泉(平补平泻)不留针。手足抽搐泻行间、四关、照海、阳陵泉,补涌泉。高热不退:肝俞、心俞、外关、膻中用泻法。

对不满 15 天的新生儿适当配合按摩,按摩部位,臂臑和肩髃穴的中间,任督脉的膻中、身柱、筋缩穴旁开二寸左右范围内作轻微的运摩(运摩时用鸡蛋清做润滑剂)。(曹立珍,《中国针灸》,1984.6)

按:小儿急惊风原因较多,上法仅为解决急惊风发作之用,控制抽搐后,必须配合儿科进行病因处理。

(二) 慢惊风

本病以抽风、形瘦、腹泻等为主要证候。多见于 3 周岁以下小儿,由于大吐大泻,或其他慢性疾患,损伤脾胃,或急惊风治疗不当,或因苦寒攻伐太过,造成脾肾阳虚,肝木侮土,以致脾虚生风。也有因热病伤阴,肾阴不足,肝血亏损,以致阴虚动风。本病多属虚证,证见抽搐频繁而无力,神智昏沉,面色苍白,不发热,泄泻清稀,完谷不化,哭声低沉无力,呼吸微弱,舌淡白,指纹青淡。

【治则】 温补脾胃、培元熄风。

【组方】 中脘、气海、天枢、足三里、太冲。

【方义】 腑会中脘,配气海以复脾阳之气;天枢乃大肠之募,足三里为胃之合穴,二穴合用可调脾胃、消积滞,太冲为肝之腧穴,具有疏肝熄风的功能。诸穴组方,奏温补脾胃、培土熄风之功。

【刺灸】 上穴除太冲用泻法外,余穴均施补法,针后加灸。

耳穴

取穴:肝、脾、胃、皮质下、神门、脑点。

文献选录

灸治:大椎、脾俞、命门、关元、气海、百会、足三里。适用于脾阳虚弱或脾肾阳衰病者。

针刺:上肢取内关、曲池、合谷,下肢取承山、太冲。牙关紧闭取下关、颊车。适用于热病后期,因肝肾阴亏而阴虚风动者。(彭权等编,《中医急症实用手册》,广西人民出版社)

（三）小儿发热

小儿发热(小儿感冒)是常见多发病之一,因为小儿形气不足,卫外不固,容易感受风邪,所以发热是儿科必须重视的疾病。本病以发烧为特征,而且常为高热,甚至出现抽风。风寒、风热是其主要发病因素。由于小儿阳气偏盛,感邪后极易化热,所以外感表证同时常伴有里热症状,如遇小儿素有滞热,又感外邪,表邪外来,里热不能发越,怫郁于里,则里热症状更为突出,所以小儿发热多表里同病。

【治则】 解表、清热。

【组方】 大椎、曲池、外关、合谷、少商。

【方义】 督脉总督诸阳,取大椎以泄诸阳之热;曲池、合谷疏散表邪而解热;外关主表,能散风清热;取少商刺出血,以清肺泄热。上穴组方可奏解表清热之效。

【刺灸】 少商点刺出血,余穴施泻法,速刺不留针,每日1~2次。

【加减】 烦躁不安,昏睡谵语,乃内热炽盛,邪入心包,可刺中冲出血,以清心热。食积发热,可刺商阳、关冲出血,以清大肠与三焦之热,并佐以足三里调胃行滞。

耳穴

取穴:枕、肺、耳尖。

文献选录

主穴:神门、交感、肺、耳尖穴。

配穴:气管、扁桃体、咽喉、脾、大肠。

根据病情随症加减:痰多加脾,喘憋重者加大肠穴。每次选用3~6穴,双耳采用中药王不留行籽,穴位贴压,嘱患儿家长每日按压数次。

按摩耳郭使其充血后,常规消毒。再用4号注射针头,刺入耳尖穴,随即向耳背部沿耳郭向下刺2~3分达"退热穴"。刺出血3~6滴。(赵舜华等,《中国针灸》,1985.4)

（四）痄腮

本病是由病毒引起的急性传染病。其特征是以耳下左右腮部肿胀疼痛伴有发热为主。学龄儿童较易感染,四季均有发病,但以冬春两季较为多见。较大的儿童患者则易并发睾丸炎,个别患者可因邪毒内陷而出现头痛、呕吐、痉厥、昏迷的危重症候。

【治则】 清泄少阳郁热。

【组方】 翳风、关冲、颊车、合谷。

【方义】 翳风、颊车为局部取穴,关冲乃手少阳三焦经井穴,刺之可解少阳郁热。合谷乃手阳明大肠经原穴,泄之可清阳明之热。四穴组方具有清热解毒、散结消肿之功。

【刺灸】 上穴均施泻法。

【加减】 头痛加风池、头维、列缺以祛风清热;发热加大椎、曲池;若邪传厥阴,伴发睾丸肿大疼痛者,可加大敦、三阴交。

耳穴

取穴:内分泌、腮腺、耳尖。

文献选录

(1) 温针法:先针翳风、颊车、合谷三穴,再用艾条或艾团薰针柄,以病人知热为度。加热 5~10 分钟,然后拔针,针后止痛效果好,一般 1~2 天后体温可下降,2~3 天消肿。(《中医急症实用手册》,广西人民出版社)

(2) 灯心草灸角孙穴(双):

操作:用 3 寸长的一支灯心草,在食油内蘸 5 分长一段,用火点燃后,迅速将灯心草油火,点在穴位皮肤上,一点即起。当灯心草接触皮肤时,就发出"以"的爆炸声,一爆为一壮。在施灸处出现一个绿豆大小的小泡,此法对腮腺炎咳喘有一定疗效。(《现代针灸医案选》,人民卫生出版社)

(3) 首先摸到患侧下颌角,然后与耳垂画一连线,其正中点即为针刺点。进针时针尖稍向口角方向斜刺 15°~30°,以达肿胀之腮腺中心处为宜。采用快速进针,刺入后捻转 2~3 分钟即可出针。(李志文,《中国针灸》,1982.2)

(五)顿咳

本病为小儿急性呼吸道传染病。其特征是阵发性痉挛性咳嗽,咳后伴有"鸡鸣"样回声。由于病程较长缠绵难愈,故又称"百日咳"。称顿咳者是因为本病阵发性痉挛性咳嗽,可以停顿缓解片刻,又再发作之故。本病多因外感风热、疫疠之气犯肺,导致肺气不宣,痰浊闭肺,以致肺气不畅,故痉咳不已。

【治则】 清热化痰,镇咳降气。

【组方】 大椎、尺泽、经渠、丰隆。

【方义】 大椎乃手足三阳经与督脉的交会穴,刺之能清热、平气、解表祛邪;经渠是手太阴肺经的经穴,能止咳定喘、清肃肺热;尺泽为肺经合穴,"合治内腑",故可清肺泄热、理肺降逆;丰隆乃足阳明络穴,取之利痰宣肺降气。上穴组方有镇咳、解痉、利痰之功效。

【刺灸】 均用泻法,尺泽可点刺出血。

耳穴

取穴：肺、神门、交感。

(六) 鹅口疮

本病因口腔及舌体满布白屑,状如鹅口而得名。因其色白似雪,又称"雪口"。本病多发于初生儿及体弱久病的婴幼儿。其病因由于口腔不洁,感染邪毒所致。其他如心脾二经胎热上攻,生后乳食、护理失调,或因其他疾病导致脾肾不足,虚火上浮,或因乱用药物攻伐脾胃,导致脾胃功能失调,均可导致本病。

【治则】 清热解毒,调理心脾。

【组方】 上廉泉、地仓、曲池、合谷、劳宫、内庭。

【方义】 上廉泉、地仓为局部取穴,此二穴可清口腔之热毒;曲池、合谷清阳明之火;劳宫乃手厥阴心包经之荥穴,取之清心泻火;内庭可清胃热、引火下行。上穴合用可清热、泻火、解毒。

【刺灸】 上穴均用泻法,每日1次。

【加减】 伴发热者加大椎、曲池,呕吐加内关、风府,伴有腹泻者加足三里、三阴交。

耳穴

取穴：口、心、胃、内分泌。

(七) 暴泻

本病是小儿常见的一种胃肠道功能紊乱的疾病,临床上以大便稀薄、次数增多为主要表现。以 2 岁以内儿童多见,夏秋两季发病较多,可分为轻型(单纯性消化不良)和重型(中毒性消化不良)两种。轻者每天排便 5~6 次,甚至十余次,大便稀薄带水,呈黄绿色,或见黄白色小块,偶有呕吐或吐乳,伴有低热。重型者:呕吐腹泻严重,每昼夜大便达 20 次以上,大便呈水样,含粪很少,呕吐黄绿色或咖啡样物,伴有高热、烦躁、腹胀、发痉,甚则出现惊厥、嗜睡、昏迷、四肢厥逆等危象。

1. 重型腹泻

【治则】 温经散寒、回阳救逆。

【组方】 神阙。

【方义】 神阙乃任脉穴,具有温中散寒、回阳救逆的作用,灸之对暴泻虚脱效果较好。

【刺灸】 患者取仰卧位。神阙穴隔盐用大艾炷灸之,以知为度。

2. 轻型腹泻

【治则】 清肠泻热。

【组方】 四缝穴、大肠俞、合谷、足三里。

【方义】 四缝穴是经外奇穴,为治疗小儿腹泻经验穴;大肠俞可疏利肠道积滞;合谷清阳明大肠经热邪;足三里清热利湿、健脾和胃。上穴组方可起清肠胃、利湿热、健脾消滞止泻的作用。

【刺灸】 先刺四缝穴,挤出少许黄色液体,再刺大肠俞、合谷,均用泻法,足三里可平补平泻。每日 1 次,不留针。

【加减】 高热加大椎、曲池,昏迷、痉厥加人中、太冲,呕吐加内关、风府。

耳穴

取穴:大肠、腹、交感。

文献选录

(1) 取穴:四缝、中脘、天枢、气海、足三里、三阴交。

根据辨证,予以加减:寒湿腹泻(四肢不温,腹胀肠鸣,便多清水,脉迟缓,指纹青淡)取中脘、三阴交、四缝、天枢、气海、足三里、百会。对湿热腹泻(泻物稀臭,肛门灼热,干渴,有时呕吐,舌苔黄腻,指纹色紫)取足三里、三阴交、内关、曲池、合谷。食滞腹泻(便时腹痛哭泣,吐泻多为未消化的乳块或食物)取足三里、三阴交、内关、内庭。

操作:取1~1.5寸毫针,先行针刺,而后进行艾条灸,不留针。手法以补虚泻实,虚实相兼用平补平泻。灸时对准穴位,距皮肤1.5寸左右,重灸至局部皮肤呈现红润为度。每次治疗约30~60分钟,每日1次。(吴杜明,《中国针灸》,1984.5)

(2)取穴:长强、承浆。

使患儿侧卧,或家长侧抱怀中,患儿面对家长,双膝屈向腹部,充分暴露长强穴位。常规消毒下,以28号2.5寸毫针,快速刺入长强穴,随即沿尾骨与直肠之间直刺1.5~2.0寸深,不提插,施捻转补法1分钟左右出针,消毒棉球按压针孔。另浅刺承浆穴0.3寸许,施捻转泻法,1分钟左右出针,按压针孔以防出血。每日1次,一般连续1~3次即愈。(黄文荣,《中国针灸》,1984.2)

(3)主穴:长强、足三里。

操作:在肛门与尾骨之间取长强穴,贴近尾骨端处下针,沿尾骶平行方向进针5~8分,中强度刺激,捻转4次(一个来回为1次),接着用右手拇指叩刮针柄4次,旋即出针,压以棉球防止出血。足三里取双侧同时针,以患儿手指比量定穴,进针0.8~1.0寸,针法向上,每天1次。(李栩堂,《中国针灸》,1984.5)

(4)取穴:天枢、足三里(均双)。

针法:患儿采取仰卧位,选30号1寸针,每穴直刺入5~6分。先针天枢,后针足三里,用泻法,每针1穴得气后行针(捻转提插)30秒钟,即可出针。每天1次,针至大便恢复正常为止。(戴秋孙,《中国针灸》,1985.3)

(5)取穴:中脘、天枢为主穴。肩髃、足三里为配穴。关元、曲池、合谷为备用穴。

手法:身热者泻合谷或曲池;寒泻者灸关元(用温和灸)。主穴每次只用1穴,虚甚者必配肩髃。施针时多以捻转为主,不留针。(李毅文,《中国针灸》,1986.2)

附1：小儿中毒性肠麻痹

本症是一些重症感染性疾病的危重合并症，多见于中毒性菌痢、流行性脑脊髓膜炎等病，由于其临床表现病势危笃，如不及时抢救，常可危及患儿生命。

主穴：足三里、内关、天枢、中脘、内庭、公孙、大肠俞、百会、四神聪、气海。

配穴：大椎、关元、章门、中髎、解溪。

刺灸：以捻转补泻为主。（李作森，《中国针灸》，1986.1）

附2：小儿脱肛

根据肛肠脱出的多少，按以下情况分为三度。脱肛在3厘米以内者为Ⅰ度，3~6厘米者为Ⅱ度，6厘米以上者为Ⅲ度。

取穴：百会、长强、会阳、承山。

手法：快速进针，紧按慢提9次，留针20分钟。其中长强穴从尾骨尖下凹陷处进针，针尖向上与骶骨平行刺入1.5寸。会阳穴在尾骨尖旁开0.5寸，针尖向下向内刺1寸深。每日1次，6次为一疗程。（金安德，《中国针灸》，1985.6）

五、五 官 科

（一）急性牙痛

急性牙痛，多由胃热上冲或风火所致。因肾阴不足，阴虚火炎者，多属慢性发作。如牙痛甚剧，伴有口臭、苔黄、口渴、便秘、脉象洪数乃阳明火邪为患。如痛甚而眼肿，兼形寒身热，脉象浮数者，为风火牙痛。如慢性发作，隐隐作痛，时发时止，脉细，此为肾虚牙痛。

【治则】 泻火止痛消肿。

【组方】 上牙痛：下关、内庭。下牙痛：颊车、合谷。

【方义】 以上两组穴位，皆以经脉循行为依据，上牙痛偏近足阳明，下牙痛偏近手阳明，此系循经与局部取穴相结合，四穴皆可清泄阳明之邪热，故能消肿止痛。

【刺灸】 均用重刺泻法。每日1~2次。

【加减】 风火牙痛加风池、外关，虚火牙痛加太溪、行间，牵涉头痛加风池、太阳,牙龈肿痛可局部刺出血。

耳穴

取穴:神门、上颌、下颌、胃。

文献选录

(1)取穴:合谷、颊车、下关。① 风火牙痛配外关、风池。② 胃火牙痛配内庭。

手法:毫针刺,用泻法。留针 20~30 分钟,其间行针 2~3 次。(《中医急症》,湖北科学技术出版社)

(2)取穴:以下关、合谷为主,风池、大杼为辅。

剧痛时,先针风池、大杼,继针下关、合谷。两合谷下针后,作或轻或重之雀啄术约 2 分钟。当施针提插时,使患者合口,上下齿接触,稍稍用力咬紧,待痛止而后放松,然后出针。痛不全止时,可于合谷留针数分钟。(《中国针灸学》,人民卫生出版社)

(二)面瘫

本病为一常见多发病,任何年龄均有发生,以 20~40 岁男性较多。多因脉络空虚,风寒之邪侵入阳明、少阳之脉,以致经气阻滞、经筋失养,肌肉纵缓不收所致。临床起病突然,多在晨起后发觉一侧面部不适,麻木、口㖞、眼斜、额纹消失、患眼流泪;鼻唇沟变浅或消失。急性期伴耳后、耳下及面部疼痛。重者伴有舌前 2/3 味觉减退或消失。

【治则】 疏散风邪,通经活络。

【组方】 人中、地仓、迎香、四白、太阳、阳白、翳风、太冲、合谷。

【方义】 人中,为督脉要穴,具有醒神、调气、苏厥作用。本病用之乃局部取穴,以疏泄风邪。地仓、迎香、四白、阳白等穴可疏调经气,地仓又为治疗面瘫的效穴;太阳为奇穴,主要有清热祛风之功;太冲、合谷为循经取穴,此二穴对头面部疾患最为有效。

【刺灸】 上穴均轻刺,平补平泻。留针 15~20 分钟,每日 1 次,症状缓解后可隔日 1 次,仍针上穴。

【加减】 头痛加风池。

耳穴

取穴：面颊、神门、交感。

文献选录

（1）取穴：下关、颊车、地仓、承浆、合谷作强刺激，日针 1 次。（《中国针灸学》，人民卫生出版社）

（2）取风池、阳白、攒竹、四白、地仓、合谷、颊车。

上唇下垂配迎香，下唇歪斜配承浆，耳后痛配翳风，面部肿痛配颧髎。

手法：以上穴位，均用浅刺泻法，急性期多为病邪入络，不宜深刺。一般留针 15~30 分钟，每日 1 次。（《中医急症》，湖北科学技术出版社）

（3）取穴：以翳风为主。配穴以颊车、地仓、人中、承浆、攒竹、四白、合谷，体弱者配足三里。

操作：对翳风穴的刺法及其触诊：面瘫患者，多在翳风穴有压痛，若触诊翳风穴似感有物堵塞时，则提示病情趋向加重。伴随治疗，翳风穴压痛逐渐减轻，局部触诊松软，则面瘫也趋好转或接近痊愈。针刺翳风穴时，针尖须向鼻尖方向进针，刺到 1.0~1.5 寸深时，使患者有酸麻胀感扩散到面部为度。主要用泻法。配穴用平补平泻，刺后局部自行按摩，令皮肤发热，日 1 次，10 次为一疗程。（金伯华，《中国针灸》，1986.3）

（4）一组：阳白透鱼腰，地仓透颊车，翳风①、迎香、合谷。二组：攒竹、睛明、巨髎透承泣、风池、阳陵泉。

两组穴交替使用，留针 15 分钟，每天 1 次，7 次为一疗程。休息 3 天，再进行第二疗程。手法视病情轻重、体质强弱和对针刺的敏感程度而定。亦可配电针。（辛宜英，《中国针灸》，1984.3）

（三）红眼

红眼是眼科常见急性症状。可见于急性结膜炎，假膜性结膜炎，以及流行性角膜结膜炎等疾病中。本症多因外感风热，或肝胆火盛，以致经脉闭阻，血气壅滞而成，临床以目赤肿痛、畏光、流泪、目涩难开为主症。如有发热、头痛、

---

① 翳风：原为"医风"，据腧穴名称改。

脉浮数等为风热,兼有口苦、烦热、脉弦等症,为肝胆火盛。

【治则】 清泄风热,泄火消肿。

【组方】 上星,睛明、太阳、合谷、太冲。

【方义】 肝开窍于目,而阳明、太阳、少阳的经脉皆上行循于目。取合谷可调阳明经气以泄风热,泄太冲可疏导厥阴经气而降肝火,上星、太阳点刺出血,以泄热、消肿,睛明为局部取穴,本穴又为太阳与阳明交会穴,故可宣泄患部之郁热。上穴组方,有清泄风热,泄火消肿的作用。

【刺灸】 上穴均用泻法,上星、太阳可点刺出血,每日1次。

【加减】 外感风热配少商、风池,肝胆火盛配行间、侠溪。

耳穴

取穴:肝、目₁、目₂、耳尖放血。

文献选录

(1)主穴:双耳部压痛点(医者以小竹棒或银针柄,在患者双耳垂上,用力轻重一致地按压,可测出相互对称之压痛点,此点呈粟米大小之结节状)。仔细观察,此点皮色与周围部位之肤色略异,如测不出压痛点时,则以双耳垂的眼穴代之。

配穴:双目红肿痛甚,兼恶寒发热,全身不适者,加双太阳;眼球特别红肿,剧痛难忍,白睛呈点状或片状溢血,病情特重者,再加双攒竹穴。

操作:取坐位,对局部常规消毒后,再以消毒弹簧刺血针,(三棱针亦可)点刺各穴,深约0.2厘米,然后用拇食二指轻轻挤压穴位周围,令每穴出血4~5滴。病情重者,放血7~8滴,病情特重者,放血10余滴。术后保持眼部卫生,并可外用0.25%氯霉素眼药水滴患眼。(邓世发,《中国针灸》,1985.5)

(2)取穴:太阳、睛明、合谷。

手法:强刺激,留针20分钟,同时于两侧耳尖放血。日1次,连续3日。(伊翠云,《中国针灸》,1982.3)

(四)暴盲

本病多突然发作,症见单眼或双眼视物不清或完全失明,伴有头痛、目涩、烦躁失眠等。本病多由怒气伤肝,肝气上逆,以致气血郁闭,精明失用,故出现暴盲。

【治则】 疏肝理气,调血明目。

【组方】 睛明、风池、合谷、瞳子髎、太冲。

【方义】 睛明可通精明目、清郁热。风池、瞳子髎乃足少阳胆经穴,胆与肝相表里,取之可清利头目,通利七窍,为治眼区疾病要穴。合谷调阳明之经气,以泄内热,太冲取之以疏肝解郁,调理肝血。上穴组方以起疏肝明目之作用。

【刺灸】 诸穴均用泻法,每日 1 次,每次留针 20 分钟。

【加减】 烦躁失眠加神门,头痛加百会、上星。

耳穴

取穴:肝、目、肾。

(五) 电光性眼炎

本病为工业电焊中常见的急性眼病,电弧产生的紫外线(波长 280~320 毫微米)照射眼睛所引起的角膜、结膜炎症。一般在照射后数小时即出现眼痛、眼红、畏光、流泪等症状。

【治则】 清热泻火。

【组方】 太阳、印堂、合谷、攒竹。

【方义】 太阳、印堂、攒竹可清热、明目,疏导眼周气血;合谷清泄郁热。上穴共用能促使眼内炎症吸收、缓解。

【刺灸】 上穴均用泻法,每日 1~2 次,每次留针 15~20 分钟,留针期间每隔 10 分钟行针 1 次。

耳穴

取穴:目₁、目₂、眼。

文献选录

取穴:太阳、攒竹、内迎香。

操作:取病眼侧太阳穴,直刺 5~7 分,用捻转泻法,使针感向眼部扩散后稍停,即出针,并要挤出血少许。刺攒竹穴,针尖向下以 45°角刺入 2~3 分,使针感向目眦扩散,稍停便可出针,也挤出少许血,取病眼侧内迎香穴,可用三棱

针轻轻点刺,放血数滴,每日 1 次。(韩国瑞,《中国针灸》,1986.3)

(六) 麦粒肿

麦粒肿为眼睑的皮脂腺或睑板腺的急性炎症。本病多由化脓性细菌所引起,眼睑有局限性红、肿、热、痛,化脓时可穿破。过食辛辣,脾胃蕴热,外受风火毒邪是本病的主要原因。

【治则】 清热解毒,活血化瘀。

【组方】 瞳子髎、太阳、关冲、行间。

【方义】 瞳子髎是足少阳胆经穴,配太阳可清热解毒;关冲乃手少阳三焦之井穴,刺之以泄三焦火邪,行间为足厥阴肝经荥(火)穴,刺之以疏泄肝经郁热。

【刺灸】 太阳穴可点刺出血,余穴均用泻法,每日 1 次。

【加减】 头痛加风池、印堂,发热加曲池、合谷。

耳穴

取穴:目、肝、眼、胃,耳尖放血。

文献选录

(1) 取穴:患侧肝俞穴。

操作:患者取俯伏式或伏卧位,常规消毒后,用 26 号或 28 号 1 寸毫针,斜向下刺入肝俞穴,进针 4~6 分。得气后,行强刺激泻法。捻转数下后,不留针,缓缓出针,渐退渐摇,开大针孔。出针后勿按针孔,用指挤压穴位周围,使其从针孔流出小滴血液 5~8 滴,挤过血后,用干棉球轻揉针孔片刻。(吴速新等,《中国针灸》,1985.3)

(2) 取穴:患侧耳穴。

主穴:眼。

配穴:肝、神门、皮质下。

操作:先将病人患侧的耳垂用 2.5%碘酊消毒,然后再用酒精脱碘。把事先备用的消毒揿针用尖镊子夹起,对准耳垂正中的眼穴快速地按进穴位中,并用胶布固定。症状较轻者,一般只埋眼穴,每日按压 4 次,增强穴位刺激。红肿显著者,再酌情选加配穴,如肝、神门等,方法如同上穴。(任守珍,《中国针灸》,1986.2)

（3）用隔核桃皮壳灸患眼，每日1次，每次灸1壮。

附：隔核桃皮壳灸的操作方法

取核桃半个去仁，做一个眼镜框，其镜框的大小以套住核桃皮壳为适宜，在眼镜框上缠一铁丝，插一1.5厘米长的艾卷段点燃施灸，将眼灸镜戴在眼上，灸一段为一壮，一般1次灸1~3壮。灸前用菊花水或开水将核桃皮壳浸湿，施灸时，以眼有湿热感为度。此法对结膜炎、麦粒肿、视神经萎缩、角膜炎、白内障、近视眼等都有一定的效果。其施灸的原理主要是借施灸的温热作用，使眼部周围经脉循行畅通，使气血旺盛以达治疗眼病的目的。（《现代针灸医案选》，人民卫生出版社）

（4）将病人患侧耳轮用2%的碘酊消毒，75%乙醇脱碘。左手把消毒过的耳尖部位皮肤捏起，右手持小号三棱针，针尖向下，快速刺入皮内，沿皮下向下刺入约5分左右，半捻转3次出针，随之左手拇指沿耳轮向上推挤使针孔出血3滴，即可用棉球压住针孔，约2次即愈。（赵生毅，《中国针灸》，1984.2）

（七）三叉神经痛（面痛）

本病是指面部三叉神经分布区内出现阵发性短暂性剧烈疼痛。患病年龄多在中年以后，女性多于男性。本病有原发性和继发性之不同。原发性三叉神经痛多与感受风寒之邪，或因病毒感染，牙齿疾病有关；继发性三叉神经痛可能为肿瘤压迫、炎症、血管畸形的直接刺激所致。至于真正发病原因目前尚无统一认识。

【治则】　疏通经脉，活血止痛。

【组方】　第一支痛：阳白、太阳、合谷、二间、窍阴。

第二支痛：颧髎、承泣、下关、合谷、内庭。

第三支痛：颊车、大迎、承浆、医风、合谷。

【方义】　本方阳白、太阳、颧髎、承泣、大迎、承浆等穴是以局部选穴为主，诸穴均有疏通局部经气的作用。"不通则痛"，经气畅通则疼痛缓解。取合谷、二间、窍阴、内庭等穴是循经取穴，因手足阳明及足少阳胆经的经脉皆循于面，取之以协调本经气血，止痛效果明显。

【刺灸】　以上诸穴，均用泻法，每日1~2次，行针时间要长，捻转次数要多。

耳穴

取穴：交感、面、神门、枕。

文献选录

（1）循经取穴，针双侧足三里穴，及患侧颊车、颏点（承浆旁压痛点），用26号针，得气后，运用泻法，深刺久留，留针1小时，每隔5分钟施泻法1次。足三里针感直达面部，颊车、颏点麻及患侧整个面部。（《现代针灸医案选》，人民卫生出版社）

（2）针刺穴位：鱼腰、四白、下关、夹承浆（前正中线左右旁开2.5厘米，口角下1横指处）。

针刺方法：

1）Ⅰ支痛：取鱼腰。针法：从鱼腰斜向下方刺入0.3~0.5寸，待有触电样针感传至眼与前额时，提插20~50次。

2）Ⅱ支痛：取四白。针法：从四白斜向上方约45°角刺入0.5~0.8寸，待有触电样针感传至上唇与上牙等处时，提插20~50次。

3）Ⅲ支痛：或Ⅱ、Ⅲ支痛：取下关、夹承浆。（备用）下关穴刺法：从患侧下关穴刺入1.5寸左右，待有触电样针感传至舌或下颌等处时，提插20~50次。

刺入下关穴后若无针感，针刺方向可能偏低；刺入后若耳深部疼痛，针刺方向可能偏后；刺入后若耳的前方疼痛，针刺方向可能偏前。

夹承浆穴刺法：当下关穴治疗Ⅱ、Ⅲ支，或Ⅲ支痛，疗效不明显时，加用此穴。从夹承浆斜向前下方约30°角刺入0.5寸左右，待有触电样针感传至下唇时，提插20~50次。

上穴均隔日针刺1次，10次为一疗程，休息5~7天，再继续针刺，特殊情况依病情而定。（徐笨①人等，《中国针灸》，1983.3）

（八）急性扁桃体炎

本病多因脾胃之火上升，风热之邪外侵，风火相搏，挟痰凝滞而成。此外，

---

① 笨：原为"苯"，据人名及《中国针灸》原始文献改。

过食辛辣,烟酒嗜好,而致热毒蕴结,也可使本病发作。症见咽喉肿痛、双侧扁桃体肿大、吞咽不利,或有咳嗽、口渴、便秘、发热、头痛等症。

【治则】 清热泻火,消肿利咽。

【组方】 少商、孔最、合谷、关冲、内庭。

【方义】 少商为手太阴肺经井穴,点刺出血可清泄肺热,是治疗咽喉病症的要穴;孔最乃手太阴肺经郄穴,具有清肺泻火的功能;合谷、内庭取之以泄手足阳明经之郁热;配关冲则清上焦火邪,并可助以上诸穴清热泻火。本方具有清利咽喉,消肿止痛的功用。

【刺灸】 少商、关冲可点刺出血,余穴均用泻法。

【加减】 吞咽不利配天突,咳嗽配尺泽,口渴配金津、玉液(出血),便秘加支沟,发热头痛加风池、大椎。

耳穴

取穴:扁桃体、肺、胃、皮质下、咽喉。

文献选录

(1)取穴:合谷、天容、廉泉。

咽喉痛配少商、鱼际。发热配曲池、太冲、大椎。

手法:天容向舌根方向直刺1~1.5寸,使针感向舌根或咽喉部扩散,少商点刺出血,其余穴位均用泻法,一般留针15~30分钟,每日1次,严重者可每日针刺2~3次。(《中医急症》,湖北科学技术出版社)

(2)取穴:少商(双)、商阳(双)、合谷。

操作:少商、商阳常规消毒,三棱针点刺放血。针刺合谷用泻法。

对体温过高的患者,加双侧涌泉穴,留针20分钟,同时嘱患者用淡盐水漱口,保持口腔清洁。6~8小时体温基本恢复正常。24~48小时,化脓性病灶吸收或消失,均为1次治愈。(陈万春,《中国针灸》,1984.3)

(九)暴聋(突发性耳聋)

本病多因暴怒惊恐,肝胆风火上逆,以致少阳经气闭阻,或因外感风邪侵袭,壅遏清窍所致。如因肾虚气弱、精气不能上达者多成慢性发病。本病的特点是多突然发病,两耳暴聋,或感耳内作胀,伴有耳鸣按之不减。肝胆风火上逆者,多见面赤、口干、烦躁易怒、脉弦。外感风邪者,多见寒热、头痛、脉浮等症。

【治则】 清泻肝胆之火,疏导少阳经气。

【组方】 翳风、听会、侠溪、中渚。

【加减】 肝胆火盛配太冲、丘墟,外感风邪配外关、合谷。

【方义】 耳为手足少阳经循行所过之处,取手足少阳经之中渚、翳风、听会、侠溪,可疏导少阳经气。太冲、丘墟用之以清泄肝胆之火,取"病在上,而下取之"之意。外关、合谷以疏表邪,外邪解则经气宣畅,耳聋可治。

文献选录

取穴:肾俞、翳风、外关、听会。

操作:以上四穴,刺至应针深度后,施以捻转提插(平补平泻法)待针感诱导至耳区后连接电针治疗仪,通电 20~40 分钟。对单耳患者,同时取以上四穴(患侧)每周治疗 6 次。对双耳患者交替针刺以上四穴中之两穴,每周治疗 6 次。12 次为一疗程,疗程之间休息 2 天。(刘一龙,《中国针灸》,1986.1)

下　篇

一、常用穴位参考表

表1　头颈部常用穴位

穴名	部　位	主　治	刺　灸	经　属
百会	两耳尖直上，头顶正中	头痛、目眩、鼻塞、昏迷、中风失语、癫狂、脱肛、阴挺	按病位沿皮向前后左右横刺5~8分	督脉
四神聪	百会穴前后左右各1寸	头痛、眩晕、失眠、健忘、癫痫	横刺5~8分	经外奇穴
上星	前发际正中直上1寸	头痛、目痛、鼻衄、疟疾、热病、癫狂	沿皮向前或向后横刺5~8分，或点刺出血	督脉
神庭	前发际正中直上5分	癫痫、惊悸、头痛、目眩、不眠、鼻渊	沿皮向前横刺5~8分或点刺出血	督脉
素髎	鼻尖正中	昏迷、鼻衄、升压	向上斜刺3~5分，或刺出血	督脉
人中	鼻唇沟中央（上1/3处）	中风昏迷、小儿惊风、牙关紧闭、癫狂痫症、口眼歪斜、面肿、腰脊强痛	向上斜刺1~3分	督脉
风府	后发际正中直上1寸	中风不语、半身不遂、癫狂、头项强痛、呕吐、失眠	直刺或向下稍斜刺5~8分	督脉，禁深刺
哑门	后发际正中直上5分	中风舌强或舌缓不语、癫狂暴瘖、痫症	直刺或斜向下刺5~8分	督脉，严禁深刺
印堂	两眉中心	小儿惊风、产妇血晕、头痛、头重、鼻衄	斜刺3分或点刺出血	经外奇穴
上廉泉	舌骨体上缘的中点处，再上1.5寸	中风舌强或舌缓不语、暴瘖、吞咽困难、流涎	向舌根斜刺5~8分	经外奇穴
承浆	颏唇沟的凹陷①处	口㖞、齿痛、癫狂、暴瘖、面肿	直刺3分	任脉

---

①　凹陷：原为"陷凹"，据文义改。

穴名	部　位	主　治	刺　灸	经　属
风池	胸锁乳突肌与斜方肌之间,平风府穴处	头项强痛、癫痫、目赤肿痛	针尖微下,向鼻尖斜刺5~8分	胆经,刺时可直向对侧眼窝处
阳白	目正视,瞳孔直上,眉上1寸	头痛、目痛、眼睑麻痹或眴动	沿皮向下横刺3~5分	胆经
上关	颧骨弓上缘,下关穴直上	头痛、口眼歪斜、口噤、惊痫、耳聋、耳鸣	直刺5~10寸	胆经
听会	耳屏间切迹前,下颌髁状突的后缘,张口有孔	口㖞、齿痛、腮肿、耳聋	张口直刺5~8分	胆经
童子髎	目外眦旁开5分	头痛、目赤痛、青盲	向外横刺3~5分	胆经
太阳	眉梢与目外眦之间,向后约一寸处,凹陷中	头痛、目疾、热病	直刺3~5分,或点刺出血	经外奇穴
攒竹	眉头凹陷中	头痛、眉棱骨痛、目视不明、目赤、肿痛、眼睑眴动	直刺3~5分,禁灸	膀胱经
睛明	目内眦旁1分许	目赤肿痛、目眩	紧靠眶缘,直刺3~5分不作捻转提插,禁灸	膀胱经
头维	额角直上,发际5分	头痛、目眩、眼睑眴动	沿皮向前下方斜刺5~10分,禁灸	胃经
下关	耳前8分,颧弓与下颌切迹之间的凹陷处,闭口有孔	口噤、口眼歪斜、齿痛、耳聋	直刺5~10分	胃经
颊车	耳下8分,在下颌角前下方1指凹陷中,咀嚼时咬肌隆起处张口有孔	口噤不语、颊肿、口㖞齿痛	直刺3~5分、沿皮向地仓方向横刺5~10分	胃经
大迎	下颌角前1寸3分,骨陷中	口眼歪斜、口噤、齿痛、颊肿	直刺3分,沿皮向颏部横刺3~5分	胃经
地仓	口角旁4分	口角歪斜、眼睑眴动、流涎	直刺2分,斜刺或沿皮横刺5~8分	胃经
四白	目正视,瞳孔直下1寸,当眶下孔凹陷中	目赤痛痒、口眼歪斜、头眩、头痛、眼睑眴动	直刺或斜刺3~5分不可深刺	胃经
承泣	目正视,瞳孔直下7分,当眶下孔凹陷处	目赤痛、口眼歪斜、眼睑眴动	紧靠眶缘,缓慢进针直刺3~5分,严禁捻转	胃经
迎香	鼻翼旁5分鼻唇沟中	口㖞、鼻塞、鼻衄	斜刺或斜上刺3~5分。（部位关系,不宜灸)	大肠经
听宫	耳屏前,下颌髁状突的后缘,张口呈凹陷处	耳聋、耳鸣、癫狂、齿痛	张口直刺5~8分	小肠经

穴名	部 位	主 治	刺 灸	经 属
耳门	耳屏上,切迹前,下颌骨髁状突后缘凹陷中	耳聋、耳鸣、齿痛	张口直刺5~8分。禁灸	三焦经
丝竹空	眉梢外缘凹陷中	头痛、目赤痛、癫痫、眼睑瞤动、齿痛	直刺或沿皮向鱼腰横刺5~8分。禁灸	三焦经
金津玉液	舌系带两侧静脉上(左为金津,右为玉液)	呕吐、口疮、舌强舌肿	点刺出血	经外奇穴
扶突	结喉旁开3寸	咳嗽、咽喉肿痛、暴瘖、气喘	避开动脉直刺5~8分	大肠经
耳尖	两耳尖	清热、解毒、疟腮、暴发火眼	点刺出血	经外奇穴
率谷	在耳尖上方,角孙上方,入发际1.5寸	偏头痛、小儿急慢性惊风	沿皮刺3~5分	足少阳胆经

表2 躯干部常用穴位

穴名	部 位	主 治	刺 灸	经属及其他
天突	胸骨上窝,正中	哮喘、咳嗽、喉痹、暴瘖	先直刺2分,然后将针尖转向下方,紧靠胸骨后面刺8~10寸	任脉,勿深刺
璇玑	前正中线,胸骨柄中央	咳嗽、胸痛、气喘、喉痹、咽肿	沿皮向下横刺3~5分	任脉
膻中	前正中线,平第四肋间隙处(在两乳中间取穴)	气喘、噎膈、胸痛、乳汁不足	沿皮向上或向下横刺3~5分,亦可按病位向左右横刺	任脉,心包募穴,八会穴之一,气会膻中
鸠尾	剑突下,脐上7寸	心胸痛、癫痫、反胃	沿皮向下斜刺3~5分	任脉,络穴
上脘	脐上5寸	胃痛、腹胀、呕吐、反胃、痫症	直刺5~8分	任脉
中脘	脐上4寸	胃痛、呕吐、泄泻、痢疾、腹胀、黄疸	直刺8~10分	任脉,胃的募穴,八会穴之一,腑会中脘
下脘	脐上2寸	呕吐、反胃、腹痛、肠鸣	直刺8~10分	任脉
神阙	脐中央	中风脱证、泻痢、脱肛、腹痛、肠鸣、水肿鼓胀	禁针 大艾炷灸5~15壮,艾条灸5~15分钟	任脉
气海	脐下1.5寸	中风脱证、泻痢、小腹痛、遗尿	直刺8~10分	任脉(本穴有强壮作用,为保健要穴)

穴名	部　位	主　治	刺　灸	经属及其他
关元	脐下3寸	中风脱证、疝气、小便频数、产后恶露不止	直刺8~10分	任脉，小肠募穴（有强壮作用，为保健要穴）
中极	脐下4寸	月经不调、尿闭、崩漏、遗尿、疝气	直刺8~10分	任脉（膀胱募穴）
天枢	脐旁2寸	痢疾、泄泻、肠鸣腹胀绕脐痛	直刺8~10分	胃经，大肠募穴。孕妇不可灸
水道	脐下3寸,旁开2寸(关元穴旁开2寸)	小腹胀满、小便不通、痛经	直刺8~10分	胃经
腰阳关	第4腰椎棘突下	月经不调、腰骶痛、阳痿、下肢痿痹	向上微斜刺5~8分	督脉
腰俞	当骶管裂孔处	腰脊强痛、月经不调、痔疾、下肢痹痿	向上微斜刺5~8分	督脉
长强	尾骨尖下5分	泄泻、便血、腰脊痛、脱肛、便秘、痔疾	紧靠尾骨前,斜刺5~8分。（勿伤直肠）	督脉，络穴
定喘	大椎穴旁开5分	咳嗽、哮喘	直刺3~5分	经外奇穴
风门	第2胸椎棘突下旁开1.5寸	伤风、咳嗽、发热、头痛、项强、腰脊痛	斜刺3~5分	膀胱经
肺俞	第3胸椎棘突下旁开1.5寸	咳嗽、气喘、吐血、骨蒸、潮热、盗汗	斜刺3~5分	膀胱经
厥阴俞	第4胸椎棘突下旁开1.5寸	咳嗽、心痛、胸闷、呕吐	斜刺3~5分	膀胱经
心俞	第5胸椎棘突下旁开1.5寸	心痛、惊悸、咳嗽、心烦、吐血、癫痫、健忘	斜刺3~5分	膀胱经
膈俞	第7胸椎棘突下旁开1.5寸	呕吐、噎膈、气喘、咳嗽、吐血、骨蒸、潮热、盗汗	斜刺3~5分	膀胱经，八会穴之一,血会膈俞
肝俞	第9胸椎棘突下旁开1.5寸	胁痛、黄疸、吐血、目眩、癫狂、痫症、脊背痛	斜刺3~5分	膀胱经
胆俞	第10胸椎棘突下旁开1.5寸	胸胁痛、黄疸、骨蒸、潮热、肺痨、口苦	斜刺3~5分	膀胱经
脾俞	第11胸椎棘突下旁开1.5寸	呕吐、泄泻、痢疾、腹胀、黄疸、便血、水肿	斜刺3~5分	膀胱经
胃俞	第12胸椎棘突下旁开1.5寸	胸胁痛、胃痛、反胃、呕吐、腹胀、肠鸣	直刺3~5分	膀胱经
三焦俞	第1腰椎棘突下旁开1.5寸	水谷不化、痢疾、泄泻、肠鸣腹胀	直刺5~8分	膀胱经

穴名	部　位	主　治	刺　灸	经属及其他
肾俞	第 2 腰椎棘突下旁开 1.5 寸	遗精、遗尿、月经不调、目昏、耳鸣、腹胀	直刺 5~8 分	膀胱经
大肠俞	第 4 腰椎棘突下旁开 1.5 寸	泄泻、肠鸣、腹胀、腰痛	直刺 5~8 分	膀胱经
小肠俞	第 1 骶椎棘突下旁开 1.5 寸	小腹胀痛、痢疾、尿血、遗尿、白带	直刺 5~8 分	膀胱经
膀胱俞	第 2 骶椎棘突下旁开 1.5 寸	小便不通、泄泻、遗尿、便秘、腰脊强痛	直刺 8~10 分	膀胱经
次髎	第 2 骶骨孔中	疝气、月经不调、赤白带下、痛经、腰骶痛、下肢痿痹	直刺 10~15 分	膀胱经
志室	第 2 腰椎棘突下旁开 3 寸	小便不利、水肿、遗精、阳痿、腰脊强痛	直刺 5~8 寸	膀胱经
膺窗	第 3 肋间,玉堂穴旁开 4 寸	咳嗽、气喘、肋痛、肠鸣、腹泻、乳痛	斜刺 3~5 分	足阳明胃经
期门	乳中线上,当第 6 肋间隙取穴	胸胁疼痛、腹胀、膈肌瘫痪、痉挛	沿肋间隙向外斜刺 3~5 分	肝经
附分	平第 2 胸椎棘突下,督脉旁开 3 寸,于肩胛骨脊柱缘俯伏取之	肩背拘急、肘臂麻木、肋间神经痛	向下斜刺 3~5 分	膀胱经
魄户	第 3~4 胸椎棘突间,身柱旁开 3 寸,与肩胛骨脊柱缘俯卧取之	肺结核、咳嗽、气喘、项强、肩背痛	向下斜刺 3~5 分	膀胱经
膏肓	第 4 胸椎棘突下旁开 3 寸,于肩胛骨脊柱缘,两手抱肘,俯伏取之	咳嗽、气喘、健忘、遗精、脾胃虚弱	向肩胛骨下斜刺 3~5 分	膀胱经
神堂	第 5 胸椎棘突下、神道旁 3 寸,于肩胛骨脊柱缘,俯伏取之	咳嗽、气喘、胸腹胀满	向下斜刺 5 分	膀胱经
譩譆	第 6 胸椎棘突下、灵台旁 3 寸,于肩胛骨脊柱缘俯伏取之	咳嗽、气喘、肩背痛、疟疾、心包炎、眩晕、呕吐、呃逆	向下斜刺 5 分	膀胱经
屋翳	第 3 肋间、紫宫穴旁开 4 寸	咳嗽、气喘、肋痛、肠鸣、腹泻、乳痛	斜刺 3~5 分	足阳明胃经
天宗	肩胛冈下窝的中间	肩胛疼痛、肘臂外后侧痛、气喘	直刺 8~10 分	小肠经穴
天池	乳头旁 1 寸,第 4 肋间凹陷中	胸痛、肋痛、腋下肿痛	斜刺 0.5~0.8 分	心包络经,深部为肺脏,不宜深刺

表 3　上肢部常用穴位

穴名	部　位	主　治	刺　灸	经属及其他
尺泽	肘横纹中,肱二头肌腱桡侧	咳嗽、咳血、气喘、咽喉肿痛、小儿惊风	直刺 5~8 分	肺经,合穴
列缺	桡骨茎突上方,腕横纹上 1.5 寸	头痛、项强、喘咳、咽喉肿痛、齿痛、口眼歪斜	向上斜刺 3~5 分	肺经,络穴,八脉交会穴之一
太渊	掌后腕横纹桡侧端,桡动脉桡侧凹陷中	咳嗽、气喘、咳血、咽喉肿痛、胸痛	避开桡动脉,直刺 3~5 分	肺经,原穴,八会穴之一,脉会太渊
经渠	桡骨茎突内缘,腕横纹上 1 寸	咳嗽、气喘、胸痛、咽喉肿痛	避开桡动脉,直刺 3~5 分	肺经,经穴,不可灸
鱼际	第 1 掌骨中点,赤白肉际	咳嗽、咳血、咽喉肿痛、失音、发热	直刺 3~5 分	肺经,经穴,不可灸
少商	拇指桡侧,指甲旁约 1 分	咽喉肿痛、咳嗽、鼻衄、发烧、昏迷、癫狂	浅刺一分,或点刺出血	肺经,井穴
商阳	食指桡侧,指甲角旁约一分	发热,汗不出、昏迷、齿痛、咽喉肿痛、手指麻木	浅刺一分,或点刺出血	大肠经,井穴
二间	握拳,当食指桡侧掌指关节前凹陷中	热病、齿痛、咽喉肿痛、口喝、目昏、鼻衄	直刺 1~2 分	大肠经,荥穴
三间	握拳,当第 2 掌骨小头,桡侧后凹陷中	齿痛、身热、咽喉肿痛、目肿、胸满肠鸣	直刺 3~5 分	大肠经,输穴
合谷	手背第 1、2 掌骨之间,约平第 2 掌骨中点处(歧骨间)	头痛、身热无汗、齿痛、牙关紧闭、口眼㖞斜、疟腮	直刺 5~8 分	大肠经,原穴,孕妇不宜针,如需针时,可以二间、三间代之
阳谿	腕背横纹桡侧端,拇短伸肌腱与拇长伸肌腱之间的凹陷中	头痛、目赤肿痛、齿痛、咽喉肿痛	直刺 3~5 分	大肠经,经穴
曲池	屈肘,当肘横纹外端凹陷中	热病、癫狂、咽喉肿痛、齿痛、腹痛、吐泻、瘾疹、上肢不遂	直刺 8~10 分	大肠经,合穴
肩髃	三角肌上部,肩峰与肱骨大结节之间,上臂外展平举时,肩前呈现凹陷处	肩臂挛痛不遂、齿痛、风热、瘾疹、瘰疬	直刺或斜刺 8~10 分	大肠经
巨骨	锁骨肩峰端与肩胛冈之间,凹陷中	肩臂痛、不得屈伸、瘰疬、瘿气	直刺 5~8 分	大肠经
极泉	腋窝正中	心痛、胁下满痛、咽干、烦渴	避开腋动脉,向上斜刺 3~5 分	心经

齐鲁针灸医籍集成·现代Ｘ

106

穴名	部 位	主 治	刺 灸	经属及其他
少海	屈肘,当肘横纹尺侧凹陷中	心痛、手臂挛痛、头项强痛、腋胁痛	直刺5~8分	心经,合穴
通里	神门穴上1寸	心悸、怔忡、舌强不语、暴瘖、咽喉肿痛	直刺3~5分	心经,络穴
神门	腕横纹尺侧端,尺侧腕屈肌腱的桡侧凹陷中	心痛、心烦、怔忡、不寐、癫狂、惊悸、痴呆	直刺3~5分	心经,输穴亦为原穴
少府	手掌第四、五掌骨之间,平劳宫穴	心悸、胸痛、小指挛急、小便不利	直刺3~5分	心经,荥穴
少冲	小指桡侧,指甲角旁约1分许	心悸、心痛、癫狂、热病、昏迷、胸胁痛	浅刺1分,或点刺出血	心经,井穴
少泽	小指尺侧,指甲角旁约1分许	头痛、寒热、咽喉肿痛、昏迷、乳汁少	浅刺1分,或点刺出血	小肠经,井穴
后溪	握拳,第5掌指关节后,尺侧横纹头,赤白肉际	头项强痛、疟疾、癫狂、咽喉肿痛、齿痛、外伤腰痛	直刺3~10分	小肠经,输穴,八脉交会穴,通督脉
腕骨	手背尺侧,豌豆骨前凹陷中	热病无汗、头痛、黄疸、指挛腕痛	直刺3~5分	小肠经,原穴
阳谷	腕背横纹尺侧端,尺骨小头前凹陷中	颌肿寒热、舌强、口噤、癫狂、瘛疭、头眩目痛	直刺3~5分	小肠经,经穴
支正	阳谷与小海穴的连线上,阳谷穴上5寸	寒热、癫狂、头痛、目眩、肘臂手指挛痛	直刺或斜刺5~8分	小肠经,络穴
小海	屈肘,当尺骨鹰嘴与肱骨内上髁之间凹陷中	头痛、癫狂、颌肿、颈痛、肩肘臂痛	直刺3~5分	小肠经,合穴
曲泽	肘横纹中,肱二头肌腱尺侧缘	心痛、心悸、胃痛、呕吐、烦热	直刺5~8分,或点刺静脉出血	心包经,合穴
间使	腕横纹上3寸,掌长肌腱与桡侧腕屈肌腱之间	心痛、心悸、胃痛、呕吐、热病、疟疾、癫狂、痫症	直刺5~8分	心包经,经穴
内关	腕横纹上2寸,掌长肌腱与桡侧腕屈肌腱之间	胸闷、心悸、心痛、胃痛、呕吐、癫狂、热病、痫症	直刺5~8分	心包经,络穴,八脉交会穴之一
大陵	腕横纹中央,掌长肌腱与桡侧腕屈肌腱之间	心痛、心悸、胃痛、呕吐、胸胁痛、癫狂、痫症	直刺5~8分	心包经,输穴亦为原穴
劳宫	手掌心,腕横纹第2~3掌骨之间	心痛、癫狂、痫症、呕吐	直刺2~3分	心包经,荥穴
中冲	中指尖端的中央	心痛、心烦、昏迷、舌强肿痛、热病、中暑、小儿夜啼、掌中热	浅刺1分或点刺出血	心包经,井穴

穴名	部　位	主　治	刺　灸	经属及其他
关冲	第4指尺侧、指甲角旁约1分	热病头痛、咽喉肿痛、舌强、心烦、目赤	浅刺1分或点刺出血	三焦经，井穴
液门	握拳，第4~5指之间，掌指关节前凹陷中	心痛、目赤、疟疾、咽喉肿痛、手臂痛	直刺3~5分	三焦经，荥穴
中渚	握拳，第4~5掌骨小头后缘之间凹陷中液门穴后1寸	热病、头痛、目赤、咽喉肿痛、食指不能屈伸、耳聋	直刺3~5分	三焦经，输穴
外关	腕背横纹上2寸，尺桡骨之间	热病头痛、耳聋、目赤肿痛、肋胁痛、手指疼痛	直刺5~8分	三焦经、络穴、八脉交会穴之一
支沟	腕背横纹上3寸，尺桡骨之间	热病、暴瘖、耳聋、呕吐、肋胁痛、便秘	直刺5~8分	三焦经，经穴
天井	屈肘、尺骨鹰嘴上一寸凹陷中	偏头痛、耳聋、癫痫、颈项肩背痛	直刺5~8分	三焦经，合穴
肩髎	肩峰外下方，肩髃穴后约寸许，凹陷中	臂痛、肩重不举	向肩关节直刺8~10寸	三焦经
十宣	手食指尖端，距指甲1分许	昏迷、癫痫、高热、小儿惊厥、癔病、乳蛾	浅刺1分，或点刺出血	经外奇穴
四缝	第二、三、四、五指掌面近端，指关节横纹中点	小儿疳积、百日咳	点刺出血、或挤出少许黄白色透明黏液	经外奇穴
二白	掌后大陵穴直上4寸，郄门穴两侧各2分	痔疾脱肛	针1寸	经外奇穴
落枕	手背第2~3掌骨间	落枕	直刺3~5分	经外奇穴

表4　下肢部常用穴位

穴名	部　位	主　治	刺　灸	经属与其他
髀关	髂前上棘与髌骨外缘的连线上，平臀沟处	腰痛、膝冷、痿痹、腹痛	直刺1~2寸	胃经
梁丘	髌骨外上缘，上2寸	急性胃痛、乳痈、膝胫痹痛	直刺5~8分	胃经，郄穴
足三里	外膝眼下3寸，胫骨前脊外1横指处	胃痛、腹胀、呕吐、泄泻、痢疾、肠痈、癫狂、乳痈、腰腿酸痛、水肿、虚劳	直刺8~10分	胃经，合穴，强壮保健穴
上巨虚	足三里穴下3寸	腹痛、泄泻、肠痈、中风、瘫痪、肠鸣	直刺8~10分	胃经，大肠经下合穴
下巨虚	上巨虚下3寸	小腹痛、泻脓血、乳痈	直刺8~10分	胃经，小肠经下合穴

穴名	部　位	主　治	刺　灸	经属与其他
丰隆	外踝直上8寸	头痛、痰多、肢肿、狂痫、便秘	直刺8~10分	胃经，络穴
陷谷	内庭穴上2寸	肠鸣、腹痛、热病、面浮身肿、胸胁支满、足胫痛	直刺或斜刺5~8分	胃经，输穴
内庭	足背第2~3趾间的缝纹端	齿痛、咽喉痛、口㖞、胃痛、吐酸、腹胀、泄泻、痢疾、热病、便闭、足背肿痛	直刺或斜刺3~5分	胃经，荥穴
厉兑	第2趾外侧趾甲角旁开约1分	齿痛、喉痹、热病、癫狂、衄血	浅刺1分	胃经，井穴
隐白	蹞趾内侧，趾甲角旁约1分	腹胀、惊风、癫狂、多梦、尿血、便血	浅刺1分	脾经，井穴
公孙	第1蹠骨底前缘，赤白肉际	胃痛、呕吐、腹痛、食不化、痢疾、泄泻	直刺5~8分	脾经，络脉，八脉交会穴之一
三阴交	内踝上3寸，胫骨内侧面后缘	泄泻、肠鸣、腹胀、月经不调、不寐、遗尿	直刺8~10分	脾经，孕妇禁针
阴陵泉	胫骨内侧踝下缘凹陷中	腹胀、水肿、小便不通或小便失禁	直刺1寸	脾经，合穴
血海	髌骨内上方2寸处	月经不调、崩漏、瘾疹、湿疹、股内侧痛	直刺1寸	脾经
承扶	臀沟中央	腰脊臀痛、大便难、痔疾	直刺1~2寸	膀胱经
委中	腘横纹中央	腰痛、腹痛、吐泻、丹毒、腘筋挛疾、髋关节活动不利	直刺8~10寸，或用三棱针点刺出血	膀胱经，合穴，禁灸
承山	腓肠肌两肌腹之间，凹陷顶端	腰痛、转筋、痔疾、便血	直刺8~10分	膀胱经，络穴
昆仑	外踝与跟腱之间，凹陷中	头痛、项强、目眩、小儿癫痫、鼻衄、难产、胞衣不下	直刺3~5分	膀胱经，经穴，孕妇禁针
申脉	外踝下缘凹陷中	癫狂、痫证、头痛眩晕	直刺3~5分	膀胱经，八脉交会穴之一
至阴	足小趾外侧趾甲角旁约1分	头痛、目痛、胎位不正、难产、胞衣不下	浅刺1分	膀胱经，井穴
涌泉	足心正中	头痛、目眩、头昏、失音、小儿惊风、癫狂、小便不利	直刺3~5分	肾经，井穴

穴名	部 位	主 治	刺 灸	经属与其他
太溪	内踝与跟腱之间凹陷处	咽喉痛、齿痛、气喘、咳血、遗精、不寐、小便频数	直刺 5~10 分	肾经,输穴亦为原穴
照海	内踝下缘凹陷中	月经不调、赤白带下、痛证、不寐、癃闭	直刺 5~10 分	肾经,八脉交会穴之一
复溜	太溪穴上 2 寸	热病汗不出、汗出不止、水肿、腹胀、泄泻、盗汗	直刺 5~8 分	肾经,经穴
环跳	股骨大转子与骶管裂孔连线的外 1/3 与内 2/3 交界处	下肢瘫痪、腰胯痛、风湿痹痛、膝胫痛	直刺 2~3 寸	胆经
风市	大腿外侧中间(膝上 7 寸处)	腰腿酸痛、下肢痹痿、脚气	直刺 1~2 寸	胆经
绝骨	外踝上 3 寸	腹满不思食、胁痛、足胫挛痛、痔血、脚气	直刺 5~8 分	胆经,八会穴之一髓会绝骨
足窍阴	第 4 趾外侧,趾甲角旁约 1 分	头痛、心烦、喉痹、舌强、胁痛、咳逆、月经不调	浅刺 1 分	胆经,井穴
光明	外踝上 5 寸,腓骨前缘	目痛、夜盲、上肢痿痹	直刺 8~10 分	胆经,络穴
阳陵泉	腓骨小头前下方凹陷中	呕吐、胁痛、下肢痿痹、转筋	直刺 8~10 分	胆经,合穴,八会穴之一,筋会阳陵泉
阳辅	外踝上 4 寸,腓骨前缘稍前方	腋下肿、腰痛、脚气	直刺 8~10 分	胆经,经穴
大敦	蹈趾外侧,趾甲角旁约 1 分	疝气、遗尿、癫痫、经闭	浅刺 1 分	肝经,井穴,孕妇不宜灸
行间	足背第 1、2 趾间的缝纹端	头痛、胁痛、腹满、目眩、癫痫、疝痛、月经不调	斜刺 3~5 分	肝经,荥穴
太冲	足背第 1、2 蹠骨底之间凹陷中	惊痫、头痛、目眩、口喎、胁痛、疝气、崩漏	直刺 3~5 分	肝经,输穴亦为原穴
胆囊穴	阳陵泉下 2 寸处(以压痛点为准)	急慢性胆囊炎、胆石症、胆道蛔虫、下肢痿痹	直刺 8~10 分	经外奇穴
阑尾穴	足三里穴下 2 寸处(以压痛点为准)	急慢性阑尾炎、消化不良、下肢瘫痪	直刺 8~10 分	经外奇穴
百虫窠	于血海穴上 1 寸	虫积、风湿痹痛、下部生疮	直刺 1~1.5 寸	经外奇穴

二、附　　录

高热证治常规(讨论稿)

(高热症南方协作组秘书组)

内科急症之高热,包括外感邪毒,体温骤升(多在 39℃ 以上),身灼热,烦渴,脉数等为主要临床特征的各种急症高热。如温病卫气营血各阶段的高热,《伤寒论》中的太阳、少阳和阳明高热,或因它病之后,虚热内生之高热。不过,对后者准备另作专篇介绍,本篇所论高热,着重介绍前者。

急性传染性疾病的高热,以及慢性疾病并发急性感染性高热,与本章所论高热相近,可参阅下面介绍的内容,进行治疗和处理。

一、病因病机

本篇所论之高热,系邪毒内侵,正邪相争,导致阴阳平衡受到破坏,反映于临床的热盛急候。本病之起,不外时疫流行,触感疫毒之气而发;或因寒温失调,风寒之邪侵袭而病;或劳伤久病之后,精气亏耗,邪乘虚入而起。疫毒内侵,卫气失固,正邪持结,由外而内,而为高热;风寒外袭,腠理闭塞,玄府不通,泄越失常,故见高热;久病劳伤,阴液枯竭。外邪再加,则阴气少而阳气盛,故见高热而烦。

二、临床特点及类型

高热急症,多属实热,或本虚标实之热。有表里之分、寒热多少和有无之别,以及卫气营血和太阳、少阳、阳明等浅深之不同,夹湿、夹暑、兼燥之差异。病在卫,证见微恶寒而发热,常伴有口渴、汗出,脉浮而数;邪犯太阳则恶寒重于发热,而见头身痛,脉浮;病入里在气分和邪犯阳明,则表现为壮热不寒,口大渴,脉洪大而数,若热结于腑,则出现燥结而满坚,苔黄燥;若夹暑夹湿,虽有高热,但口多不渴,苔多白腻,脉濡数,邪犯少阳,则寒热往来,心烦喜呕;入营则从高热夜甚,兼见谵语,斑疹隐隐;入血则从高热并见齿衄、鼻衄、便血,甚则昏迷、抽搐、斑疹显落,脉细数,舌绛少津等为特征。

三、辨证要点

内科急症高热的辨证要点主要是辨外感、内伤,别虚实,察热型和审寒热真假等四个方面。

（一）辨外感，内伤

外感高热，发病急，病程短，热无休止而热势重，有感触疫毒、风寒外袭之病史，并见其他外感之兼症。内伤发热，起病较缓，病程较长，热不高而多间歇，多起于他病之后，必见其他内伤之证候。

（二）别虚实

内伤之热多属虚热或本虚标实之热，外感正气已衰之后期阶段，亦可见此虚热。其热一般为波动无常，时高时退，缠绵难愈，脉多细数，兼见其他虚象；实热多见于外感中期，热势较高，病情较急，变化较速，脉洪而数，热感伤阴，可见谵昏动风等兼症。

（三）察热型

高热之热型较多，有壮热、潮热、寒热往来等。① 壮热：多见于伤寒的阳明病和温病的气分阶段，邪毒内陷之气营两燔，亦可见到壮热。但常并见发斑，昏谵或抽搐等症。② 潮热：常见有腑实性潮热，症见身热汗出蒸蒸，腹胀满实拒按，热势至夜加重；肺燥性潮热，症见潮热颧红，咳嗽，咯血，舌红苔少，脉细数。③ 寒热往来：即寒时不热，热时不寒，或寒热交错。其中又有疟性寒热往来，热入血室寒热往来，以及少阳病的寒热往来之别。

（四）审寒热真假

在高热急症中，寒热真假的出现，是由于热极或寒极之际，出现的与其本病之寒热不相符合的假象，即真热假寒和真寒假热之象。临证时必须详细询问病情，参和脉证加以鉴别。真寒假热之鉴别要点为：身虽热，而反欲得衣被；口虽渴，但喜热饮，脉虽数，而不鼓指，按之乏力，微细欲绝，苔虽黑，而润滑。真热假寒的辨证要点为：身虽大寒，而反不欲近衣；口渴而喜冷饮，胸腹灼热，按之蒸手，脉滑数，按之鼓指；苔黄燥起刺，或里而干燥。

四、急救处理

（一）处理原则

高热急症的处理，除应熟练掌握中医内科的系统理论和治疗技术外，还应遵循以下几点。

1. 分主次　　即分清高热和其兼证之主次。外感高热，不论其热型热势如何,其高热均属主症;内伤的高热,则不一定以高热为主症。要审其高热发于劳伤、因于饮食、起于淤血等之不同,而分辨其主次。

2. 审标本 即审清导致高热的主要病机,细辨高热和其他兼症的标本关系,以便掌握急救处理上的先后逆从。如高热出血兼见腹痛,其主要病机乃热毒内陷,损伤脉络,迫血妄行,淤阻腹内,治当清热凉血为本、为急、为先。

3. 察传变 即观察分析由高热而伴发的变症与高热的关系。外感高热凡并发昏谵、厥逆、出血、抽搐等候,均提示邪毒内传,营血耗伤,此时除治高热之外,尤当急治其标,加用开窍、固脱、凉血、熄风之剂,以应其急。

（二）处理方法

1. 辨证论治 治疗高热急症,临床多采用辨证论治。口服汤药的办法,一般疗效较好,尤以外感高热,病在卫气,尚未内陷逆传之时,效果更好,故列为治疗高热急症首选的常规处理方法。近年来,由于治疗高热有效成药的研制较多,故在汤药煎服之前,先投与脉证相合的中成药,如合剂、冲剂、丸剂、片剂和针剂等。这些口服汤药和中成药之选用,均可以下列证候为依据,进行辨证论治。

（1）病在卫分:治宜辛凉宣透,方选银翘散加减;亦可先投银翘合剂或银翘解毒丸。若寒多热少者,可选用荆防败毒散加减,夹湿呕恶泄泻者,银翘散合藿香正气散化裁,夹暑者合香茹饮化裁。由于高热急症的卫分证候短暂,临床以卫气同病者多见,故宜选银翘白虎汤,重加清热解毒之剂,一日2剂,昼夜无间,每3~4小时服药1次,这样多可收到缩短疗程之效。

（2）病在气分:治宜清热解毒,选用重剂白虎汤加清热解毒之品;兼咳喘者合麻杏石甘汤化裁,毒热炽盛者并牛黄解毒丸服用,兼腑实证者,改用承气汤,凉膈散加味。因气分高热,为治疗高热急症的关键,处理得当,热势顿挫,病速告愈,稍有疏忽,病情急转,危症丛生。故治气分高热之要,应以急挫热势为先,防止津液亏耗并重,在重剂清热解毒日夜兼用之际,利用各种途径,补充适量之水液精微,以收增液养阴之效,这样有助于病势之好转。

（3）病入营血:凡入营入血之高热急症,多兼见神昏、谵语、出血、抽搐等症出现。此时治疗除按清热透营、凉血解毒法,选用重剂清营汤和犀角地黄汤之类,昼夜不断服药外,还应及早加用开窍、熄风和养阴救逆之剂,如安宫牛黄丸、至宝丹、紫雪丹等中成药。一丸,日 4~6 次,口服或鼻饲灌服。因病入营血,乃邪毒内陷,营阴受损,正气渐衰,病情多重笃危急。故此时治疗,必须采取综合措施,尤宜选用既能速降高热,又能解毒开窍、镇痉防脱之针剂。如选醒脑静、清开灵、复方丹参针等静脉滴注,则可望化险为夷,转危为安。

2. 配合针刺退热　　针刺对炎性发热有一定退热效果,手法均为泻法,选穴上肢取曲池、合谷,配内关、手三里;下肢取足三里、阳陵泉、三阴交。

五、小结

高热为内科常见之急症,中医治疗高热,有丰富的经验,疗效一般较好。本病之起,不外触感时疫而发,或风寒外袭而病,抑或劳伤久病,气阴亏耗而起。临床以实热或本虚标实之高热为多见。治疗处理高热急症,当分主次,审标本,察传变。在辨证论治之基础上,采用多种剂型、多种投药途径的中医综合治疗,标本兼顾,首挫症势。同时应及早顾护津液,益气养阴,以免阴液耗伤,防止变症发生。

本篇在治疗处理中,介绍了近年来各地一些治疗高热急症的有效验方和新型制剂,望能通过反复实践和验证,使这些还不够成熟的经验,得到不断的改进和充实。

全国中风病中医诊断及疗效评定标准

（全国中风协作组）

一、诊断标准

（一）病名诊断

（1）主症:口眼㖞斜,舌强言謇,偏身麻木,半身不遂,神识昏蒙。

（2）起病急骤,如暴风之疾速,矢石之中的。

（3）病发多有诱因,未发之前有先兆症状。

（4）好发年龄多在 40 岁以上。

具有主症两个以上,起病急骤,结合舌、脉、诱因、先兆、年龄等方面的特点即可确定病名诊断。

（二）分证标准

1. 中络　　偏身或一侧手足麻木,或兼有一侧肢体力弱,或以口眼㖞斜为主者。

2. 中经　　以半身不遂,口眼㖞斜、偏身麻木、舌强言謇为主症,而无神识昏蒙者。

3. 中腑　　以半身不遂、口眼㖞斜、偏身麻木、舌强言謇、神识昏蒙为主症,但神识昏蒙较轻,一般属恍惚迷蒙者。

4. 中脏　　先有神识昏蒙,属神昏。昏愦而半身不遂、口眼㖞斜、舌强言謇,偏身麻木者,或九窍闭塞突出,具有目瞀、视歧、视长为短、言语謇涩、吞咽困难、尿闭、便秘等五个以上症状者。

结合临床也可按有无神识昏蒙分为中经络与中脏腑两证。

(三) 证候

1. 中经络

(1) 肝阳暴亢、风火上扰:半身不遂、偏身麻木、口眼㖞斜、舌强言謇、眩晕头痛、面红耳赤、口苦咽干、心烦易怒、尿赤便干、舌质红或红绛、舌苔薄黄、脉弦有力。

(2) 风痰瘀血痹阻脉络:半身不遂、偏身麻木、口眼㖞斜、舌强言謇、头晕目眩、舌质暗淡、舌苔薄白或白腻、脉弦滑。

(3) 痰热腑实风痰上扰:半身不遂、偏身麻木、口眼㖞斜、舌强言謇、腹胀便干便秘、头晕目眩、咯痰或痰多、舌质暗红或暗淡、苔黄或黄腻、脉弦滑。

(4) 气虚血瘀:半身不遂、偏身麻木、口眼㖞斜、言语謇涩、面色㿠白、气短乏力、口流涎、自汗出、心悸便溏、手足肿胀,舌质暗淡、舌苔薄白或白腻,脉沉细、细缓或细弦。

(5) 阴虚风动:半身不遂、偏身麻木、口眼㖞斜、舌强言謇涩、烦躁失眠、眩晕耳鸣、手足心热、舌质红绛或暗红、少苔或无苔、脉细弦或细弦数。

2. 中脏腑

(1) 风火上扰清窍:平素多有眩晕、麻木之症,情志相激病势突变,神识恍惚迷蒙、半身不遂而肢体强痉拘急、便干便秘、舌质红绛、舌苔黄腻而干、脉弦滑大数。

(2) 痰湿蒙塞心神:多素体阳虚湿痰内蕴,甚则四肢逆冷、面白唇暗、痰涎壅盛、舌质暗淡舌苔白腻、脉沉滑或沉缓。

(3) 痰热内闭心窍:起病陡急、神昏、神愦、鼻鼾痰鸣、半身不遂而肢体强痉拘急、项强身热、躁扰不宁,甚则手足厥逆、频繁抽搐、偶见呕血、舌质红绛、舌苔褐黄干燥、脉弦滑数。

元气败脱心神散乱:突然神昏、昏愦、肢体瘫软、手撒肢冷汗多,重则周身湿冷、二便自遗、舌痿、舌质紫暗苔白腻,脉沉缓、沉微。

变证可见呃逆、厥逆、抽搐、呕血及戴阳证。

后遗症可见半身不遂,言语謇涩、痴呆、抽搐、癫证。

(四)分期标准

1. 急性期　　发病后2周以内,中脏腑证最长至1个月。

2. 恢复期　　2周或1~6个月。

3. 后遗症期　　半年以上。

二、疗效评定标准

采用计分法,着眼于神志,语言,运动功能的恢复程度。

(一)计分方法

1. 神志状态　　神志清醒4分,神志恍惚(思睡,唤醒后能与人言)3分,神志迷蒙(嗜睡、呼之答不确切)2分,神昏1分,昏愦(神昏同时兼有脱证)0分。

2. 语言表达　　正常4分,一般表达、命名不能3分,说话成句而表达不全2分,不能说单词、词组1分,语言不能或基本不能0分。

3. 上肢肩关节　　正常4分,上举全而肌力差3分,上举平肩或略过肩2分,上举不到肩1分,不能动或前后略摇动0分。

4. 上肢指关节　　正常4分,手指分别动作,有效而肌力差3分,握拳伸指2分,屈指、握不成拳,不会伸1分,不会动0分。

5. 下肢髋关节　　正常4分,抬高45°以上3分,抬高不足45°2分,稍动能平移1分,不能动0分。

6. 下肢趾关节　　正常4分,伸屈自如、力弱3分,伸屈不全2分,略动1分,不会动0分。

7. 综合功能　　生活能自理、自由交谈4分,独立生活、简单劳动而有部分功能不全3分,可行走、部分自理、尚需人辅助2分,可站立迈步、需人随时照料1分,卧床0分。

（二）疗效评定

满分 28 分,起点最高不超过 18 分,其疗效评定:

（1）恶化:病情加重积分减少或死亡者。

（2）无效:积分增加不足 4 分者。

（3）有效:积分增加超过 4 分以上者(含 4 分)。

（4）显效:积分增加超过 10 分者。

（5）基本痊愈:积分达 24 分以上者。

注:方案以 1982 年在山东烟台召开的全国中医内科学会中风学组首次会议制订的方案为蓝本,经 1984 年在陕西咸阳召开的全国中风协作组首次会议和 1985 年在吉林长春召开的中风协作组研讨会全体代表认真讨论,作了一些必要补充与修改,一致通过。

急性胃痛诊疗常规(初稿)

一、定义

急性胃痛是指剑突以下、脐部以上突发性疼痛为主症的病证。包括现代医学的急慢性胃炎、胃十二指肠球部溃疡、十二指肠炎、胃痉挛等病。

二、病因病机

凡脾胃虚弱、劳倦过度、忧思恼怒、肝气郁结、饮食不节、寒温不适、病后伤阴、热入中焦,宿食停滞、郁久化火,诸邪犯胃,均可导致胃失和降,气血阻滞,引起急性胃痛。

三、诊断要点

（1）疼痛部位在剑突以下、脐部以上的胃脘部。

（2）多有疼痛反复发作史或发病前有明显诱因。

（3）疼痛多呈突发的持续痛。多为中度、重度痛。

（4）病情重者常伴有呕血或便血。

四、辨证治疗

1. 气滞胃痛

主症:胃脘胀痛、痛窜两胁、恼怒诱发或痛加重,苔白脉弦。

兼症:嗳气频作、得嗳气或嗳气后痛轻,排便不畅、胸脘堵闷。

诊断：凡具备主症四项中的三项，或主症二项加兼症二项以上即可诊断为气滞胃痛。

治法：理气止痛。

方药：① 理气止痛口服液。② 止痛Ⅱ号针剂。③ 针灸：用泻法，主穴中脘、足三里，配穴：关元、胃俞，耳针（神门，胃）。④ 附子理中丸或良附丸。

2. 阴虚胃痛

主症：胃脘灼痛而痞满，口干舌燥、舌红少津，脉象细数。

兼症：纳少便干、手足心热、嘈杂干呕、烦急易怒。

诊断：凡具备主症四项中三项或主症二项加兼症二项以上即可诊断为阴虚胃痛。

治法：益胃止痛。

方药：① 益胃止痛口服液。② 止痛Ⅰ号针。③ 针灸：用补法，主穴：中脘、足三里，配穴：三阴交、太溪，耳针（神门、胃）。④ 养阴清肺膏。

3. 瘀血胃痛

主症：胃痛拒按，如刺如割，痛有定处，舌紫脉涩。

兼症：胃痛夜甚、痛时持久、呕血便黑，舌质瘀斑。

诊断：凡具备主症四项中的三项或主症二项加兼症二项以上即可诊断为瘀血胃痛。

治法：活血止痛。

方药：① 活血止痛口服液。② 丹参注射液或川芎嗪。③ 针灸：用泻法，主穴：中脘、足三里，配穴：血海、三阴交。耳针（神门、胃）。④ 沈阳红药或当归丸。

4. 湿热胃痛

主症：胃脘闷痛、胸腹痞满、口黏纳呆，苔黄而腻。

兼症：头身重着、肛门灼热、尿赤口干、脉象滑数。

诊断：凡具备主症四项中的三项或主症二项加兼症二项以上即可诊断为湿热胃痛。

治法：清化止痛。

方药：① 清化止痛口服液。② 清开灵针。③ 针灸：用泻法。主穴：中脘、足三里，配穴：阳陵泉、内关、耳针（神门、胃）。④ 霍香正气丸或人丹。

5. 复合胃痛

主症：某型主症二项以上。兼症：某型主症一项或兼症二项以上。

诊断：主症+兼症。

治疗：主型治法加兼型治法。

方药：主型药用2/3,兼型药1/3。

五、胃痛分级

根据胃痛的程度分轻、中、重三级。

轻度痛：胃痛较轻,疼痛可以忍受而无痛苦面容。

中度痛：胃痛较重,有痛苦面容,但无坐卧不安。

重度痛：胃部痛重,剧痛难忍,坐卧不安。

六、参考指标

(1) 末梢血检查,白细胞总数偏高。

(2) 大便潜血阳性,提示有上消化道出血症。

(3) 胃镜、钡餐、胃黏膜活组织检查对急性胃痛的诊断和鉴别有特殊意义。

(4) 胃液分析、血清胃泌素、胃电、痛阈测定,有助于急性胃痛的诊断。

七、疗效评定

1. 显效　用药后30分钟内胃痛消失,观察60分钟胃痛不复发。

2. 有效　用药后30分钟内胃痛减轻一个级度或用药60分钟内胃痛减轻。

3. 无效　用药30分钟后,胃痛无改善。

厥脱证诊断、疗效评定标准(试行)和观察指标

（全国厥脱证协作组秘书组）

一、病因分类

1. 邪毒内陷　是指真气不足,邪毒炽盛,逆传心包所致。

2. 内伤脏(心)气　是指七情劳伤,脏气受损,气血流行不畅所致。

二、辨证分型

1. 气阴两亏　神萎倦怠、四肢欠温或稍暖、口渴汗出、气息微促、苔薄质

红或淡红脉细数。

2. 阳气暴脱　　体温过低或不升、大汗淋漓、气息微促、舌淡、脉微细欲绝。

3. 真阴耗竭、神恍惊悸　　面色潮红、口渴欲饮而饮不解渴、尿少、气促、舌光剥干枯无苔、脉虚数或结代。

上述各型中,阳气暴脱与真阴耗竭可并见,亦可兼见以下三型:

(1) 气滞血淤:症见口唇青紫、皮肤瘀斑、腹胀、舌暗紫、脉沉细而涩。

(2) 邪毒炽盛:症见壮热、烦躁、口渴、舌红苔黄糙、脉沉细而数。

(3) 心气不足:症见怔忡不安、气促、舌淡脉细而促成结代。

三、诊断标准

(1) 有外感内伤的病因。如感受湿热,温热之邪或疫病邪毒或七情劳累,真心痛、怔忡、心悸频发等。

(2) 出现神志淡漠或烦躁不安,面色苍白或潮红或发绀,四肢逆冷、汗出不止、气促息微等症状。

(3) 脉沉细或微细欲绝或不能及,血压下降(收缩压小于 80 毫米汞柱,脉压差小于 20 毫米汞柱。有高血压者,低于平时血压三分之一以上)、尿少(每小时少于 30 毫升)、指压时间大于 3 秒。

(4) 有代谢性酸中毒或呼吸性碱中毒,或二者并存。

凡具备上述四条中三条(但须包括第一、第三条)即可诊断。

四、观察指标

(一) 必要指标(必须做到)

1. 症状与体征　　神情、面色、出汗、口渴、气急、体温(有条件可加测趾、指温)血压、心率、呼吸、肢冷、尿量、舌象、脉象。

2. 实验室　　三大常规、心电图、电解质、肾功能、血气分析、指压时间、休克指数。

(二) 其他指标(根据条件和病情决定)

痰、血、尿、粪培养,甲皱微循环①,心阻抗,内分泌(尿 17 -羟、17 -酮、尿醛固酮,血 T_3、T_4,血雌二、三醇,睾丸酮、皮质醇)、血液流变等(全血,血浆黏度,血

———————————

① 甲皱微循环:原为"甲皱循环",据现代医学术语改。

沉 K 值、纤维蛋白原)、血液凝固(血小板、凝血酶、纤溶酶 3P 试验)、免疫(细胞、体液),中心静脉压、肺 A 楔压。

五、疗效评定标准

(1) 血压回升。

(2) 厥脱改善:脉搏有力,收缩压大于 10.7 千帕斯卡(80 毫米汞柱),脉压差大于 2.67 千帕斯卡(20 毫米汞柱),末梢①充盈小于 1 秒或甲皱循环改善,肢端回温,尿量增加,大于每小时 30 毫升。

(3) 症情稳定:停药后血压和症状稳定改善。

痊愈:用药后 3 小时内血压回升,12 小时内厥脱改善,24 小时内停药症情稳定。

有效:用药后 3 小时内血压回升,或 24 小时内厥脱改善,或 48 小时内停药症情稳定。

无效:用药后血压不回升,厥脱不改善,症情不稳定。

附一:休克的现代医学诊断标准(天津第一中心医院)

(1) 有确切的病因如严重感染、心脏病变、出血、失液、过敏、中毒等。

(2) 有明显的微循环障碍,表现为重要脏器血流灌注不足。

脑:烦躁不安,神志淡漠或恍惚甚或昏迷。

心血管:脉细而快大于每分钟 100 次。

肾:尿量少于每小时 30 毫升。

皮肤:四肢厥冷或温、苍白、发花、发绀。指压苍白,再充盈时间大于 3 秒。

(3) 收缩压小于 10.7 千帕斯卡(80 毫米汞柱),原有高血压者,较原来下降大于 30%。脉压差小于 2.67 千帕斯卡(20 毫米汞柱)。

(4) 有代谢性的中毒或呼吸性碱中毒或二者并存。

(5) 凡具备 1、2、3 条或 1、3 条诊断即可成立。

附二:分度标准

轻度:神志清或烦躁不安;手足不温或指头寒;汗出过多或不止,脉细(数)无力;血压低于基础血压,脉压差小于 2.67 千帕斯卡(20 毫米汞柱)。

---

① 梢:原为"稍",据文义改。

中度：神志淡漠，手足冷至腕踝，大汗淋漓，脉象微弱或虚大，收缩压在12.0千帕斯卡（90毫汞柱）以下，脉压差小于2.67千帕斯卡（20毫米汞柱）。

重度：意识朦胧或神志不清，肢冷超过腕踝二寸以上或全身肤冷，冷汗如珠，脉微欲绝或不能触知，收缩压在50毫米汞柱以下。

轻中重各度均以五症符合为判定标准，若符合"厥脱"诊断而不能依上述标准分度者，以中间类型命名（如中重度）。

血证急症的诊断、辨证和疗效评定标准（咯血、吐血与黑便、肌血、尿血）

（全国血证急症研究协作组1984年3月制订，1986年1月审定）

咯血

咯血包括咳血、嗽血。是指血由肺来，经气道咳嗽而出，或一咯即出者。血色鲜红，常间夹泡沫或痰血相兼，容易反复发作。多因热伤肺络所致。常有咳嗽、肺痨等宿疾。

现代医学中的支气管扩张、肺结核、肺癌等出血，可参照本标准评定。

一、分证标准

1. 肺热壅盛

（1）咯血鲜红，或痰血相兼。

（2）咯吐黄痰，胸满气急，口渴心烦，或伴发热。

（3）舌红苔黄，脉滑数。

2. 肝火犯肺

（1）纯血鲜红，甚或从口涌出。

（2）咳而气逆，胸胁引痛，或烦躁易怒，口苦、目赤。

（3）舌质红苔黄，脉弦数。

3. 阴虚肺热

（1）血色鲜红，常反复发作。

（2）咳嗽痰少或干咳无痰，潮热盗汗，五心烦热，两颧发红，口燥咽干。

（3）舌红乏津，少苔或无苔，脉细数。

二、分级标准

1. 轻度　　少量咯血，一天出血量少于100毫升。

2. 中度　　中量咯血,一天出血量在 100~500 毫升。

3. 重度　　大量咯血,一天出血量超过 500 毫升,脉率 100/分左右。血红蛋白 100 g/L 以下以内,血压可下降,或因咯血引起喘促、紫绀。

三、疗效评定标准

1. 痊愈

(1) 一周内出血停止,两周内无再出血。

(2) 出血伴随症状基本消失。

2. 显效

(1) 一周内出血基本控制,偶见痰中带血。

(2) 出血伴随症状基本消失。

3. 有效

(1) 一周内出血量减少。

(2) 出血伴随的主要症状有所改善。

4. 无效

(1) 轻度咯血经治疗 1 周后,中度以上咯血经治疗 24 小时后,出血无好转甚至加重。

(2) 出血伴随症状无改善或加重。

吐血与黑便

血由胃来,从口而出者,称为吐血,又称呕血。常夹有食物残渣,血色紫暗或呈咖啡色,甚则鲜红。离经之血随胃气下降,大便色黑如漆,甚则呈暗红色者,称为黑便。多因胃热、脾虚、淤阻所致。常有胃痛、胁痛等宿疾。

现代医学中的上消化道出血如胃、十二指肠溃疡、糜烂性出血性胃炎、胃癌、胆道出血等可参照本标准评定。

一、分证标准

1. 胃中积热

(1) 吐血紫暗或呈咖啡色,甚则鲜红,常混有食物残渣,大便色黑如漆。

(2) 口干口臭,喜冷饮,或胃胀闷灼痛。

(3) 舌红苔黄,脉滑数。

2. 肝火犯胃

（1）吐血鲜红或紫暗。

（2）口苦目赤、胸胁胀痛、心烦易怒、失眠多梦，或有黄疸、胁痛宿疾，或见赤丝蛛缕、症积痞块。

（3）舌红苔黄、脉弦数。

3. 脾虚不摄

（1）吐血暗淡，大便漆黑稀溏。

（2）面色㿠白，唇甲淡白，神疲乏力，心悸，头晕。

（3）舌淡苔薄白、脉细弱。

4. 气衰血脱

（1）吐血倾盆盈碗，大便溏黑甚则紫红。

（2）面色及唇甲㿠白、眩晕、心悸、烦躁、口干、冷汗淋漓、四肢厥冷、尿少、神志恍惚或昏迷。

（3）舌淡、脉细数无力或细微欲绝。

二、分级标准

1. 轻度　　黑便成形，偶有头昏、心悸，脉率、血压、血红蛋白无明显变化，估计出血量300毫升以内。

2. 中度　　大便稀烂色黑如漆，可有吐血、心悸、口干、眩晕，甚至昏厥，脉率100次/分左右，血压可轻度下降。估计出血量500~1 000毫升。

3. 重度　　吐血、便血频作，眩晕、心悸、烦躁、口干尿少，甚则汗出肢冷、神志恍惚或昏迷，脉微细欲绝，脉率120次/分钟以上，血压下降，收缩压在90毫米汞往以下，血红蛋白低于7克，估计出血量在1 000毫升以上。

三、疗效评定标准

1. 痊愈

（1）吐血或便血停止，一周内连续3天大便潜血阴性。

（2）出血伴随症状明显好转。

2. 显效

（1）吐血或便血停止，一周内连续3天大便潜血+~++。

（2）出血伴随症状有所改善。

3. 有效

（1）出血减少、大便潜血由强阳性降为++～+++。

（2）出血伴随症状略有改善。

4. 无效

（1）经治一周,出血不止,重度出血,经治疗 24 小时后无好转甚至加重。

（2）出血伴随症状无改善或加重。

肌衄

肌衄又称"发斑""紫斑","葡萄疫"亦属本证范畴,是指血溢于肌肤,斑点小如针尖或瘀斑成片,可伴鼻衄、齿衄、尿血、便血、崩漏等。多因火热毒邪,阴虚血热,气虚不摄所致,常可反复发作。

现代医学中的血小板减少性紫癜、过敏性紫癜、流行性出血热、弥漫性血管内凝血(DIG)可参照本标准评定。

一、分证标准

1. 血热妄行

（1）斑色鲜红或紫暗,甚或发黑。

（2）起病急骤,发热、烦渴、溺赤便秘,或肢节腰腹疼痛。

（3）舌红苔黄,脉滑数或弦数。

2. 阴虚血热

（1）斑色鲜红或紫暗。

（2）起病较缓、时愈时发、头晕目眩、五心烦热、潮热盗汗。

（3）舌干红、少苔或无苔、脉细数。

3. 气虚不摄

（1）斑色淡红。

（2）病程较长、时发时愈、面色苍白或萎黄,神疲乏力,食少便溏。

（3）舌淡苔白、脉细无力。

二、分级标准

1. 轻度　　四肢肌肤散在斑点。

2. 中度　　四肢肌肤有密集斑点,或波及全身,或伴鼻衄、齿衄、月经过多等。

3. 重度　　四肢肌肤斑点密集,波及全身,伴有内脏出血(如尿血、便血、咯血、吐血、颅内出血等），或大量鼻衄或血崩等。

三、疗效评定标准

1. 痊愈　①一周内无新鲜斑点；②伴随的有关症状消失；③有关的出血的异常检查指标恢复正常。

2. 显效　①一周内无新鲜斑点；②伴随的有关症状基本消失；③有关出血的异常检查指标明显改善。

3. 有效　①一周内新鲜出血斑点减少；②伴随的有关症状好转；③有关出血的异常检查指标有所改善。

4. 无效　①一周内新鲜斑点无减少或增加；②伴随的有关症状无好转；③有关出血的并常检查指标无改善。

尿血

尿血又称溺血、溲血。凡小便混有血液，或伴有血块夹杂而下称尿血。可分为肉眼血尿和镜检血尿，发病部位在肾与膀胱。多因膀胱湿热、肾阴亏虚或脾肾虚弱所致。

现代医学中的泌尿系感染、结石、肾结核、肾炎、泌尿系肿瘤等尿血，可参照本标准许定。

一、分证标准

1. 膀胱湿热

（1）尿血、小便频、急、热赤。

（2）小腹拘急、心烦、口渴、夜寐不宁。

（3）舌红苔黄腻、脉滑数。

2. 肾阴亏虚

（1）尿血、小便短赤。

（2）目眩耳鸣、腰腿酸软、手足心热。

（3）舌红少苔、脉细数。

3. 脾肾两虚

（1）尿血、小便淡红或清长。

（2）面色萎黄、食少便溏、身困乏力、头晕耳鸣、腰脊软痛。

（3）舌淡红苔薄，脉沉细。

二、分级标准

1. 轻度   无肉眼血尿,尿镜检红细胞++以内。

2. 中度   无肉眼血尿,或间断肉眼血尿,尿镜检红细胞+++～++++。

3. 重度   持续肉眼血尿,尿镜检红细胞满视野。

三、疗效评定标准

1. 痊愈   ① 两周内尿血停止,尿镜检连续三天无细胞;② 出血伴随症状基本消失。

2. 显效   ① 两周内尿血基本控制,尿镜检偶见少许红细胞;② 出血伴随症状明显改善。

3. 有效   ① 两周内尿血好转,尿镜检红细胞有所改善;② 出血伴随症状有所改善。

4. 无效   ① 经治疗两周,出血不止或加重;② 出血伴随症状无改善。

对一些急性疾病，针灸有着明显的疗效。当前，医务界开始普遍重视中医治疗急症。为了发挥针灸治疗急症的优势，帮助医护人员在接治急症病人时开阔思路，使临床组方取穴有所依据，我们参考有关资料，结合我们的临床实践，编写了这本《常见急症针灸处方手册》。

本书共分三篇：上篇主要简述针灸组方原则，常用补泻手法和在针灸施术过程中可能出现的异常情况及处理方法；中篇介绍临床各科急症的针灸治疗；下篇系本书中所使用的腧穴，列表以备参考，并附录了部分急症有关诊断治疗常规。

由于针灸是祖国医学的组成部分。对疾病的认识，均同于内、外、妇、儿各科。因此，有关疾病的病因、病机、辨证分型，本书均未赘述。主要介绍常见急症67种，载针灸处方88首，耳针处方65首。每病均按治则、组方、方义、刺灸和加减等项叙述。另选全国各地经临床验证，行之有效的针灸验方160条，以供临床参考。

在编写过程中，济南市中医医院领导及本科同志给予很大支持，山东中医学院院长张灿玾教授和山东针灸学会会长臧郁文主任医师，分别为本手册作序并题词，在此一并致谢。但由于时间仓促，水平有限，书中错误和不足之处，诚恳地请同道予以指正。

编　者

1987.4